當她生病的那一天

Karen22 著　Dinner 繪

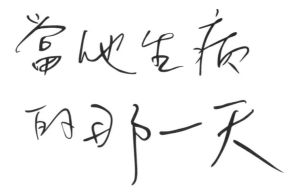

目錄
content

Chapter 1
生活 從那天起了變化

Chapter 2

來自五樓的戰友們

Chapter 3

期中考，畢業考

Chapter 4

後來的我們

推薦序

臺大兒童醫院兒童胸腔加護科主任 呂立醫師

孩子生病了，大家都很擔心，尤其是重大疾病、威脅生命的疾病、不知道能不能活下去的疾病，都讓人非常地擔心與焦慮。從聽到疾病的震驚、難過與擔心，到真正地了解如何面對這個疾病的挑戰，家長如何跟專業醫療團隊一起合作，一起勇敢面對這個疾病的困難與危險，常常是人生中很耗費心力、有著巨大距離的勇敢旅程。

我在加護病房超過二十多年陪伴重症兒家長的經歷裡，最常被家長問到的問題是：「到底我們能幫助孩子什麼？」其實，最重要真正能幫助孩子的力量，是家長與照顧者給予安定、穩定與不急躁的支持陪伴力量。雖然這似乎是隱形看不到的一件事情，但是這個潛在的力量，我經過這麼多年的觀察，影響真的是非常的大。這個不是光專業的醫療團隊可以給予的力量，而是要照顧者、家長，還有孩子本身，大家一起來參與團隊照顧，一起面對疾病的重要力量。小安跟他的媽媽在這本書裡面，呈現出來家長跟照顧者的力量是多麼重要。

家長與照顧者給予穩定的支持力量，才能幫助孩子，陪孩子一起面對疾病。照顧者的安定，才可能好好照顧孩子。因為如果照顧者很焦慮，很容易會傳染給孩子。焦慮越大的時候，對於對抗疾病的挑戰能力與免疫功能的影響是越大的。所以怎麼樣在自己難免都會擔心焦慮的情況下，好好調整好自己的心情與狀態，傳遞正向安定的力量給予孩子，好好跟醫療團隊良性溝通、合作無間、並肩作戰，一起努力陪伴孩子去面對重大疾病，是一個很重要的人生挑戰。

小安的媽媽在這本書裡面有很豐富的詮釋，鉅細靡遺地談論面對兒童癌症疾病的變化與挑戰，一路讀來，一邊很感動，一邊也很欽佩中間面對疾病的勇敢、努力與精彩。這常常是人生意外的旅行，很多驚奇轉折、新的體驗學習，也是上天給的挑戰。從媽媽的文字中，身歷其境一起跟小安與他們家人，體驗他們走過生命旅程的大山大水。裡面談到願意勇敢求助與接受善意，更是這一趟特殊旅程中生命教導的功課，唯有這樣，才可以活出最棒的生命精彩篇章。

書中小安問：「那如果快去當小天使的時候，醫師會知道嗎？爸爸媽媽會提早知道嗎？爸爸媽媽有時間提早跟弟弟說掰掰嗎？」孩子就教我們，真的要早一點討論，早一點準備，才有時間好好討論、好好細細思量，我們有限人生要什麼。

孩子的基本人權，有健康就醫權與治療權，看著孩子們努力面對疾病的挑戰，由小安與生病的孩子們親身演出，帶著我們體驗一場生命的旅行，這場旅行中有著戰友們的互相鼓勵與加油，一個個勇敢努力的身影，讓人看到生命的意義與價值。就算是已經離開去當小天使，透過思念，可以繼續讓我們大家互相有愛的連結。其實沒有一定要放手，但給予孩子最適合的治療，不錯過機會，但也不要增加額外的痛苦，要有許多智慧跟用心來達成。一路走來看到好多貴人，以及重要的他人，彼此給予力量，去好好走過這世間上的酸甜苦辣，讓每一個生命可以發光發熱，無論生命長短，可以好好活出生命的精彩。

謝謝小安跟小朋友們用生命教我們的事，更謝謝小安的媽媽如實記載孩子與家庭面對的生命史詩，值得大家用一點時間來閱讀，體會他們驚心動魄的事蹟，好好思量體會生命的奧妙與韌性。

前言
愛的記事

小安是在二〇一八年九月，太陽下踢了一個暑假的足球後的一天，沒有發燒、只有夜咳的診斷出DLBCL（瀰漫性大B細胞淋巴瘤），從急診進臺大醫院、感染科、加護病房後，到見到我們的臺大兒童醫院腫瘤科主治醫師張醫師懷疑是腫瘤，沒有超過三天的時間。

在切片和影像檢查後，張醫師說介於三期和四期之間，左胸肋間很大一顆，侵犯到胸骨，但幸運地還沒有看到遠端轉移。隱約覺得，張醫師其實是很小心地在和我們溝通，對，就是個晚期、惡性度比較高的淋巴癌，其實說三期或四期沒有太大的差別，後面治療方法一樣，而且我們最後其實用了比標準治療再強一點的方案。

我們的震驚、不能接受，我想是每個陪孩子走過這個旅程的爸媽、阿公阿嬤都能回想的過程。不論這個旅程怎麼開始的，我們就好像壓根沒準備要跑馬拉松的選手，被拉著和摯愛的孩子，一起跑這一趟。而這個旅程，你無時無刻不害怕失去孩子，在陪病床睡著的時候沒一天安穩，半夜點滴幫浦發出警報聲，你會從床上跳起來；每一次不同的副作用，都希望孩子舒服一點；每一次發燒，都在心裡禱告不要有感染；每一次照 **MRI**（核磁共振）、**CT**（電腦斷層）、**PET**（全身的正子攝影）你都會在外面拜託所有神明，千萬千萬不要再有東西長出來……對呀，這就是我們旅程中的每一天。

二〇一九年六月，在完成了六個療程後，再加做了一個月左右的局部放射治療。一樣地，張醫師也是很小心地說，這不是孩子淋巴癌標準的方案，但因為小安當時發現的時候腫瘤太大、惡性度高，我們依照大人的方案，再補放射治療。旅程，有走到一半的感覺，但是回學校更是漫長的路——化療後的體力、小學生保護人工血管的難度、老師孩子對功課的期待等等。我記得只跟老師講得很清楚，我不在乎功課，我們活著、健康就好，能走到這一天，已經是萬幸。

二〇二〇年九月，我們先拿下了人工血管，再往前走到這一步，儘管還是擔心後面淋巴瘤可能復發轉移，可能因為之前的化療會誘發的白血病，我們擔心著，但不害怕。

孩子，我們放心地交給醫師和護理師。但我今天想花一點時間，在這本書開始之前，想提醒是因為有需要才看這本書的照顧者。

請記得要把心思放在我們身上，不論你是爸爸、媽媽、阿公或阿嬤。

1 愛自己。

媽媽好，孩子才會好。你倒了、你病了，你在生活和照顧孩子裡困頓，孩子不會好。治療已經夠苦了，孩子需要我們，孩子心裡也需要我們快樂堅強。我們不好，孩子不會好。我們埋怨、我們跟家人因為治療方針吵架、我們沒有足夠的經濟或社會支持而疲於奔命，對孩子一點幫忙都沒有。這個很難，要當成必須去走的旅程（或 gap year），不論結果，我知道很難樂觀，但請大家找到支援，不論醫院社工或其他家人朋友，只要你願意開口，一定會有人幫忙。愛自己、照顧自己，才有辦法把孩子照顧得好。

2 愛別人。

伸出手，接受別人的好意，也傳承你的好意給其他生病的孩子和他們的家人。病房是個小村落，總有可以教導我們正確衛教知識的人，也有可以讓你一起埋怨上天不公平的人，隔壁的病床可能新發病，還在吃來路不明的粉末保平安，你可以跟阿嬤說，我們要聽醫師的，孩子交給醫師；如果有孩子離開當小天使了，不論我們覺得多害怕下一個是我的孩子，一起分攤媽媽們面對孩子離開的傷心，讓孩子知道，小夥伴離開，我們要珍惜還走在旅程的每一天。孩子會更珍惜，每一次療程的意義，也會慢慢有勇氣，知道如果有我們需要再回醫院的那一天，或不是每次大檢查都是好消息的那一天，你和孩子都會有勇氣一點點。很多力量來自一起努力的小夥伴，有一天你會發現，我們好需要這些力量。

我的主治醫師跟我說過，醫學，有醫學的緣分。今天孩子病了，可能也是一種安排，讓我們的孩子在這段旅程，得到很多好意、幫助，不論這馬拉松跑到哪裡，跑不跑得完，你要相信，你可以每次檢查完都不勇敢、掉眼淚，但是要有勇氣再陪孩子繼續走。

每一個里程碑，和孩子珍惜、慶幸。然後，分享你的好意和善意，在我們的能力所及，一起希望其他家長和孩子，也能夠在旅程中得到幫助。

希望我跟小安的故事，可以給你們一些不一樣的力量。無論你為了什麼原因打開這本書，上天給了我們很多不同的禮物，有好有壞，但也是因為這樣，讓我在此，與你們相遇。

Chapter 1

生活
從那天起了變化

你沒有想過，日子突然會變成這樣

你以為每天都一樣。

九月開學，延續暑假足球隊訓練的每天早起操練，孩子也一起適應父母分開後的半年誰接送、住誰家，大家都在一種很習以為常的生活中忙碌，一早碎念他上學的拖延症，下班疲於奔命在從不同客戶的辦公大樓往他的安親班接送，晚上接到孩子後買個便當打發晚餐，你以為每天都一樣。

孩子咳嗽幾週，不以為意，家裡附近診所拿了感冒藥，斷斷續續吃了。沒發燒、平常沒咳嗽，睡前才咳，啊！該不會塵蟎過敏吧，改天好好打掃一下。有時候，晚上我還是會陪他睡，在他的父親家我們隔出一個自以為和平的空間，以為這是讓孩子適應的過渡。

平常不過的晚上，開學第二週，陪他睡前我還在煩惱後天要去幫客戶上課的材料，一個字都沒開工，明天晚上來好好趕工一下，他還是夜咳，咳到我生氣，叫你睡不睡，我明天還要開會啊……忽然開始咳到上氣不接下氣，越聽咳的聲音越不對勁，那是很像氣喘的聲音、很深的支氣管整個縮起來的咳嗽……（啊，忘了說，媽媽是第三類組，工作都在不同的藥和疾病中打轉十幾年）

跟他父親說了，兩個人離婚後少數沒有太大的爭議，去臺大急診看看。說也奇怪，在車上也是不咳，怎麼一睡就咳成這樣。

那天晚上的急診特別安靜，夏天吧，跟下筆的現在、農曆年前各種慢性病、心血管疾病重症或流感，塞得病床滿到臺大醫院門口的景象不同，特別安靜。我們沒幾分鐘就跟著指示線走到診間，急診醫師聽診器聽了一下，沒有任何表情，沒有，我跟你保證，沒有表情，但是排了X光和馬上放了根靜脈留置針，可能怕感染吧，我心裡想。急診標準，如果驗出感染我們就要ON抗生素了，那時候我心裡想，不要是肺炎啊拜託！肺炎要住院一週十天的，上班怎麼辦？

等待X光的同時，給了他氧氣、吸了一管支氣管擴張劑，很驚訝地，他在急診也沒咳嗽，到躺下來吸氧氣才又咳了起來。

X光出來，醫師找父母看的時候，我一眼傻了，啊，左肺全白！全白是怎麼一回事……正常肺部X光應該是黑色的，空氣充滿肺泡，但是你X光只會看到肋骨和心臟。全白要不是全部都纖維化了，就是都是積水。

「不可能肺炎，他沒有發燒，這幾天都沒有燒！他昨天還踢足球踢了三小時啊……」我用我的醫學知識和醫師開始討論起來，醫師也懷疑不是傳統的肺炎，可能是非典型的黴漿菌肺炎，我們當下留急診等臺大兒童醫院的病房，那個晚上孩子在急診病床不安穩地睡了，我坐坐走走，完全不能入睡，開始想著明天看來要取消幾個會議，至少這一週的會都要取消了，公司那週員工運動會我也必須缺席，老闆不在的員工運動會，這還得了，唉，怎麼挑這個時候生病呢。

第二天早上，到了感染科病房，感染科主治醫師進行了很多檢查，每個檢查前我們都會討論可能性，因為前一天的抽血已經排除了非典型肺炎，但肺積水肯定哪裡發炎，住院醫師來做肺結核檢查時，我也斬釘截鐵地說不可能是肺結核（TB）。住院一天後還是找不出原因，但是感染科覺得肺裡的積水不抽出來會影響呼吸，要插一根胸管到胸腔把積水抽出來。為了下胸管的時候正確定位，需要做心臟超音波和電腦斷層。那天臺大加護病房很忙，到傍晚才推孩子進去準備麻醉插胸管，我在加護病房外等待，醫師說一兩個小時吧，胸管插好把水抽出來會叫父母進來。

在加護病房家屬等待區的時間是凍結的，那時候我記得我沒有打電話，但是傳了簡訊給了這時間還醒著的朋友，也不是說多要好需要親暱地報平安，只是這時間需要有個肯定醒著的人陪著說說話，才能讓時間過得快一些。無法感知過了多久，是須臾還是緩慢，忽然加護病房叫了家長，我進去時總醫師看著我，一直吞吞吐吐，喉嚨裡不知道卡了什麼東西，他的臉擠成一團。我才在想是發生什麼事了嗎？插管有問題嗎？麻醉沒醒嗎？

「媽媽，孩子裡面有東西。」

「蛤？什麼？有什麼東西？」

「媽媽，你是醫療專業的對嗎？檢驗科還沒下正式的報告，不過你要不要先看一下電腦斷層的結果？」

我隱約覺得不對勁，你要我看什麼……

我坐在加護病房護理站，看著電腦螢幕，那是我兒子的電腦斷層影像，我看到一大顆，對，一大顆不該在那個位置出現的影像，占據了他的整個左肺，非常逼近心臟，往前緊緊貼著肋骨，肺動脈與肺靜脈都被那顆東西壓成扁扁的血管，他這樣怎麼還能呼吸，怎麼還能踢球，怎麼還能生活如常？我的手邊滑動滑鼠，把報告滑到最後，簡短的一行英文「suspicious tumor, bulky」，意即「疑似腫瘤，大」。我邊看，邊把我所有會罵的髒話都罵完了。

「幹！怎麼這麼大，怎麼長的位置這麼差……」

也是，難為加護病房的醫師了，他們只是幫忙插胸管抽胸水的，怎麼知道，裡面藏了一顆大彩蛋？

我走到孩子的加護病房床位，看了他父親一眼，看了剛插完胸管的孩子，胸管引流管正引出500 c.c.的胸水，你怎麼，左肺有500 c.c.的水，還能這麼正常？於是，接下來，你知道，什麼都不一樣了。

Say Hi to 你九歲兒子的腫瘤科醫師

我自己的父親是咽喉癌離開的，意志堅強拖了多年，大部分的時間是媽媽陪著，那時候還在事業的起步，臺灣標準體貼的媽媽一定都會說，她來陪爸爸就好。後來很快地結婚，生子，去上海，一去好多年，大部分陪伴爸爸的還是媽媽和妹妹，我沒機會見到我父親的主治醫師幾次。現在回想很多遺憾，所以如果今天腫瘤病房有孩子進入安寧照護的階段，我都會堅持說你們去把全家福給我照起來！對，是病房大姐頭命令的方式。沒有很多和爸爸那時候的合照，是不能原諒自己的失望。

我回自己的臉書看了一下時間表，忍不住笑了，只有我這個媽，有這個膽子和心臟，在這麼短的時間決定這一切。時間表如下：

九月十五日：00時56分急診（我回去看了診斷證明書的時間）

九月十五日：從急診轉十二樓感染科病房，當天下午插胸管，晚上在 ICU
九月十六日：下午從 ICU 轉回來感染科病房
九月十七日：見過我們的腫瘤科醫師
九月十八日：開刀，腫瘤位置切片（經胸腔鏡左縱膈淋巴結切片手術）、放化療用的人工血管（人工血管放置手術）、抽骨髓（超音波導引骨髓穿刺及切片檢查），孩子當天再去一趟 ICU。稍晚出 ICU 後，我們到了五樓腫瘤病房，當天晚上開始打化療（接受靜脈注射全身性化學治療）

正常大人發現癌症的過程，在有病灶後，可能會先切片手術，幾天之後約回診或是在住院的病房看切片報告，然後主治醫師和病患及家屬討論治療方案，回家開家庭會議或和病患決定後，當天或過幾天和主治醫師決定治療方案，是要先開刀、打藥、放射治療還是什麼的，要考慮的很多，腫瘤多大、第幾期、病患的身體狀況、病患和家屬的治療意願。

而我們，沒這麼奢侈的時間，因為那顆太大，已經壓迫左肺影響呼吸，接下來可能影響血管、影響心臟；另外一個原因，我想腫瘤科醫師也會很開心，碰到可以這麼快下決定的家屬，然後直接跳過一般人的哀傷五階段，跳過denial（否認）、anger（憤怒）、bargaining（討價還價）、depression（沮喪），也沒有真的acceptance（接受），直接跳到solution（接下來怎麼辦）。接受？你叫我怎麼接受九歲的小孩會得癌症？這太強人所難了……

離開加護病房，我們回到十二樓。孩子憤怒，非常憤怒，他以為只是去插管子把胸水抽出來，抽出來之後他就會好好呼吸，他就不會喘，他就會好。他不知道他一個人醒來的時候，爸媽不在旁邊，嘴裡還插著麻醉時輔助呼吸的吸管，手腳被固定，一堆機器嗶嗶嗶嗶叫，護士醫師在旁邊一直忙，但是他不能說話、因為管子還沒拔出來，然後他很痛，在左腋下，插了一根跟冷氣水管一樣粗的管子，不能拔出來，他很痛，呼吸痛、動一下都痛。是，我懂，如果是我躺在那裡也會憤怒，因為到我看到電腦斷層下的那顆腫瘤前，我也以為這樣就會好。對不起，孩子，我們也以為這樣就會好。

孩子的腫瘤科醫師是看輪值醫師，一切來得太快，不會有時間去查誰是有名的醫師、去找誰幫忙介紹厲害的醫師。我們回到病房後，沒多久，一個醫師帶著兩個住院醫師就到我們床邊，醫師說：「你好，我是腫瘤科的醫師，我們可不可以到外面說？」

那個 moment，心臟停了，真的是腫瘤，不然不會來一個腫瘤科醫師。

我憋著氣，看了孩子父親一眼，嗯，我出來談。（是，我是這段過去的婚姻裡面比較強勢的那個，不只是關係裡面，也是在這個醫療的事情上我可以比較強勢的，這是我的工作和專業……）

醫師很快地發現我聽得懂術語，了解一般人類聽不太懂的醫學術語。我們站在走廊，那個對話，很快，沒有十分鐘。

「很 bulky（大），而且看起來是不好的機會很大。這幾天怕他可能是發炎，感染科給了類固醇，類固醇其實對良性的淋巴瘤有反應，如果是良性的，那個會消得很快，但看起來沒有……」

到這裡我懂了，Lymphoma（淋巴瘤），所以是 malignant（惡性）的，不太可能是 benign（良性）。

醫師說到這裡更確定他可以講得比和其他的病人更多，可以跳過那些悲傷的五個階段，直接再往下說。

「我們接下來會做切片，可以判斷期別和類型，通常切片後才會再裝人工血管，但是因為現在壓迫呼吸，麻醉科覺得這樣麻醉風險很高，怕醒的狀況不好，如果可以的話，不要手術太多次，我們一臺刀麻醉一次，把切片、人工血管和抽骨髓一次做，媽媽看可不可以？」

到這裡再給我一刀，啊，要抽骨髓，所以已經大到、醫師擔心轉移到骨髓或腦了？啊，這刀比較重，所以這個樣子，不會是前面一期二期，隨便就是三期局部侵犯或者第四期末期起跳了？

好，我們做。請醫師安排，我們做，馬上排了隔天早上的手術。我這一個旅程上能講英文的都講英文，並不是炫耀，只是一直自欺欺人地覺得，你講出那個中文，就不能翻牌，不能改變了……

到那一天，做每個決定，就是聽完醫師一句話，我砰砰砰地跟著完成一個決定。整天，沒有大哭，來不及大哭，因為這時候不能哭，來不及，要快。每個動作，要快。

也謝謝孩子的主治醫師，直到現在我們都還是直球對決，他從沒給我太多悲傷的時間，我們才能更快走到今天。

後來回想，真的大哭是孩子住院快三個月後，出院後我去爸爸的靈前，大哭，跟他說謝謝他保護我的孩子，因為孩子後來說，他在那天快四個小時的開刀裡面，有感覺到小爺爺（外公）在旁邊保護他。

逼死人的愧疚感

「為什麼九歲的小孩會得癌症？」

還好，對我的家人或對我的朋友而言，可能我夠兇，所以沒什麼人敢直接問我。這時候你知道，成為一個很兇的人，可以讓你遠離這種尷尬、困難、傷痛，而且他媽的沒人知道答案的問題（抱歉，請允許我粗口，我找不到更好的形容詞）。

如果是個成人或老人，認了！你可以怪罪你自己的菸、酒、B型肝炎病毒（這個跟肝癌很有關係）、人類乳突病毒（這個跟子宮頸癌有關係）、環境暴露（特殊化學汙染，苯之類的）、職業暴露（氯乙烯之類的）；再遠一點，你的飲食、飲水，或是環境空氣汙染（但是你要長時間在非常嚴重的空氣汙染下你才能怪罪它）、輻射（一樣的，你要證明你在高劑量下或是非常長期的暴露），或者基因（如果講到什麼基因跟什麼癌症有關，我們可以再開一個專欄），或者更簡單一點——我就是這麼倒楣。

孩子呢？才幾歲？沒這麼長的時間在上面這些東西下暴露。如果你在兒童癌症基金會上查詢，會出現的原因大概幾種：免疫功能不全、細菌或病毒、慢性抗原刺激、環境和基因，但是最後會有一句話會告訴你：

「醫師們很少可以解釋為什麼有些人會罹患淋巴瘤，而其他人卻不會。很明確地，淋巴瘤是不會因外傷而引起，且它也不具傳染性，沒有人會從另一個人身上得到癌症。當您的醫師們都不能確定地告訴您為什麼孩子會得到淋巴瘤時，為人父母者，不必去考慮這是誰對誰錯的問題，責怪或愧疚，對病情並沒有幫助，應該把精神放在治療和照顧上。多了解疾病相關的醫學常識，能增加您對治療的參與感。」

好，不要問這個為什麼，我不知道，沒有人知道，知道了也沒幫助。好，下一題！

「為什麼你不能早點發現、早點治療、要拖到這麼晚？」

這是另外一個沒人敢問我的問題，但我會一直問我自己，因為早一點發現，一切都不一樣。

對，我是個工作狂，我們剛離婚，但不代表我不會盡心在觀察和陪伴小孩，每天接送，每餐吃很多，因為結束婚姻關係，我更關注小孩的每一天，他開不開心、他有沒有埋怨生氣。

這小鬼，前一天才頂著大太陽在球場上踢了三個小時的球，外觀沒有腫塊，沒有發燒，沒有不舒服，體重沒有忽然下降，整個球隊包括他都是瘦子，足球隊媽媽每次對陣其他學校同年的壯漢，都會問我們自己，東區的孩子哪裡出了問題，怎麼都養不出壯漢和胖子？

我觀察不出來，我沒有任何方法知道我的孩子得了癌症。我擁有一個公共衛生學的博士學位，在藥廠工作過，現在的工作是看各種新藥的發展，訪問過各種成人癌症的專家，我會背出各種成人癌症用藥的組合、新藥有哪些、基因檢測有哪些方案，但是我看不出來我兒子得癌症。

好了，你叫我怎麼可能沒愧疚感？但是你告訴我，我要怎麼看得出來他的左胸腔藏了一顆腫瘤？外觀摸不到、肋骨掩護得很好（這個可惡的肋骨）、緊實地包在裡面盡情生長、吸收他的養分、最後讓他肋膜積水不能呼吸？這個可惡的腫瘤，你到底藏了多久？如果我早點發現，是早一點的期別，會不會一切都不一樣？生存的機會，會不會不一樣？（啊，存活率，是很痛很痛的問題）有的媽媽，發現孩子得血癌，因為白淨漂亮的三歲男孩一直沒消的膝蓋淤血，媽媽還是一位護士，非常專業的 MRI 室的護士，她幫所有罹癌症的大人做 MRI 檢查，她怎麼可能看不出來孩子生病了？

也有還不太會走的孩子只是一般感冒發燒，媽媽帶去急診，醫師一測血液才發現白血球高到破表，但是貧血，才知道是血癌。他們一直到住院開始打化療那一天，都還在一團迷霧裡面，你看得到爸爸媽媽阿公阿嬤頭頂的迷霧，是行走的問號和一坨移動的烏雲。

有的骨肉瘤，讓五年級的大孩子肩膀肌肉痠痛，孩子愛打羽球，他們看了大半年的復健科才有醫師覺得不對勁，一再深究已經第四期，第四期啊！

一個跟我們一路走來、很美很勇敢的小女孩，爸媽基因的其中一個突變缺失帶給孩子，讓她得了很罕見的胰臟腺體相關癌症，你怎麼想像，孩子的父母其中之一知道是他一個隱性的基因帶給孩子，讓孩子生病？知道那天，心會不會碎到底，然後問自己問老天，怎麼不是自己生病算了？

這兩年，我只有碰到一個媽媽，洗澡的時候摸到四歲的孩子耳下有小腫塊，看了大醫院耳鼻喉科，醫院開個很快的門診刀，以為人生美好。醫院兩週後急 call 媽媽回來，切片出來是腫瘤。好好，有時候我看著他們在走廊散步，我的眼神都是羨慕，好羨慕你摸得到，孩子才第二期，真幸運，你摸得到。

誰曉得？孩子沒有像我們一樣還有員工體檢，你讓他每年跟你一起照一次X光？每年跟你一起抽一管血嗎？一起照超音波嗎？

住院這兩年，時不時還有爸媽在走廊拉著醫師、拉著護理師、拉著其他爸媽問為什麼。問一次兩次可以，問超過半年我就會覺得這些爸媽應該需要其他的心理幫助，他們的愧疚已經需要幫忙，不停止愧疚和問這些沒有答案的問題，你沒辦法往前走、幫助你的孩子。你除了怪自己，還會怪所有的好意。

等待切片的時間很長，剛好遇到中秋節。在住院等待的期間，我沒辦法停止這種想法，為什麼為什麼為什麼，沒人敢問我，只能一直問自己。

切片結果出來那天我才能停下來問自己，Diffuse Large B Cell Lymphoma，

DLBCL，瀰漫性大B細胞淋巴瘤，介於三期和四期間，因為很大、是活性很強的腫瘤，還沒有到身體其他的遠端淋巴和中樞神經（腦），但是做完MRI看到胸骨和脊椎已經有侵犯，癌細胞吃到骨頭去了。

我問了醫師一句，所以到底算三期還是第四期（末期）？醫師說，沒有太大的差別，因為三四期的治療方案是一樣的。啊！謝謝醫師，再給我一記直球。對，我記得我做過客戶的成人癌症DLBCL，治療方式比較有效的只有一種方案，而且後面如果復發或轉移，目前除了幹細胞移植以外，沒有其他更好的藥物方案了。對，我都記起來了。

啊，不能再想為什麼了，來不及了，現在只能做，不能再花時間想，陪孩子做下去。放過你自己，不要再想，走下去。

標準病人

來到臺大兒童醫院五樓 5PE 病房，我們碰到了第一個一起住院的鄰居。

很幸運，我們第一次在腫瘤病房遇到了愷愷和他的爸媽。愷愷的媽媽在陪孩子住院前，是個全職的護士，負責的就是幫大人照核磁共振（MRI）的部門。孩子的急性白血球（Acute Lymphocytic Leukemia，簡稱 ALL），就是在孩子白白的皮膚上久未痊癒的瘀青和發燒中發現的。

愷愷媽媽是一個神奇百寶箱，在我們不知道怎麼燙餐具（化療孩子所有的餐具都要開水燙）、不知道怎麼吃而你一言我一語地討論（化療孩子不能吃任何可能有細菌的，不論好的菌或不好的菌，像有益生菌的優酪乳或養樂多也不能喝；有皮的水果不行；不能吃生食，包括生菜……）的時候，她會緩緩走到隔著薄薄的簾子隔開兩張病床的中間，跟我說他們都怎麼做。

小安身上很多傷口，胸管還沒拆，每天從一天五百毫升到一兩百毫升的胸水還在排，切片有一個傷口，剛裝好的人工血管也有一個傷口。可能真的是過敏體質，傷口清潔時身上貼的 3M 膠帶第一次換下來就已經紅腫，後面幾週開始打化療後，撕下膠帶更是好幾次把整層皮撕掉，化療的毒性也會影響皮膚，孩子皮膚傷口開始變得脆弱、不堪一擊。愷愷媽媽知道了之後，也是默默地拿出她的百寶箱給了我們一卷特別的敷料膠帶，讓我們試用，如果小安可以用，我們再去樓下藥局買一卷還她。

後來我才知道，她的百寶箱是在醫院的衣櫃裡面，分門別類不同的整理箱，孩子不同的零食、藥品都一一擺好，她笑著說，也是之前他們第一次住院的時候隔壁媽媽教他們的，愷愷住院一個多月了，他們的療程是個兩年以上的旅程。

愷愷的爸爸會在下班後回醫院，帶著孩子那天最愛的晚餐，愷愷愛吃臺北車站的拉麵和義大利麵，每天晚上會很開心地跟我說，「小安媽媽，我今天吃醬油麵麵……」。爸爸每天會在醫院跟他們一起過夜，爸爸睡陪病床，媽媽和愷愷擠一張病床，白天再出門上班。

有一陣子我才發現，原來爸爸出門上班前，還會到南陽街買好早餐放在桌上才走。愷愷的爸爸和我一樣很淺眠，好幾次如果晚上是小安爸爸陪他過夜，父子倆睡到翻天，我們的氧氣監測和化療點滴警報響起，大半夜的都是愷愷爸爸先跳起來，出去跟護士說需要幫忙。後來如果我正在兵荒馬亂地處理孩子打藥後的副作用，沒辦法出去買晚餐，也都是他順道幫我們買回來的。這種鄰居，在第一次住院碰到，除了上輩子有做好事、燒好香以外，我想不到其他可以解釋的了。

愷愷媽媽也是我們的救命恩人。第一次開始打標靶治療的傍晚，小安的藥一開始按照正常的劑量打下去，他開始咳嗽，後來又咳，我當時以為是孩子因為胸管氣胸或是病房冷氣冷，後來再比較密集的咳，她馬上跳過來說：「小安媽媽，他咳得不太對勁，你去叫醫師、護士。」後來發現是這個標靶藥很少見的副作用「支氣管痙攣」，來處理的住院醫師和護士說他們很少看到孩子有這個狀況，馬上把藥物打的流量降低，然後開始吸氧氣和監測血氧濃度。後來想想，如果還沒開始打敗腫瘤就先被抗腫瘤藥的副作用弄死，也真的太不甘心了。

接下來，小安成了護士口中的「標準病人」。不是生活作息特別標準，是所有藥物的副作用都會出現的標準病人。對，所有，標準到教科書說的副作用沒一個躲得掉。

哪一個藥物可能會發燒，他一定發燒。哪一個藥物會腸胃不適，他一定整天抱著肚子在床上哭著滾。哪一個藥物可能嘴破，他口腔黏膜破到我必須在他背後抓著他，讓他哭吼後讓護士把棉棒伸到嘴裡刮掉腐敗的黏膜傷口——因為太痛，要用刮的。一定要刮乾淨，不然孩子還沒打敗腫瘤，先被黏膜細菌的感染殺死。因為一旦開始化療，他們幾乎沒有足夠的白血球可以抵抗細菌病毒，一點點感染都不可以有。

哪一個藥物會吐，他就吐，垂直吐，平面吐，吃飯也吐，不吃飯也吐，後來他索性拒絕吃飯，因為吐太難過，我們最高紀錄十幾天沒有進食，靠打營養針撐過那些嘔吐的療程。這種時候你一定要吃，才有能量和蛋白質跟你的身體一起抵抗癌細胞，但這個關鍵的時刻又什麼都吃不下去。哪一個藥物會便秘，他一定便秘，X光片顯示下面都是屎，可以十天內被塞兩次灌腸，他的尖叫聲大到在走廊盡頭的護士都會知道「小安今天被塞屁股」。化療中孩子不能便秘，不然整個腸子都是大便，就會有空氣、有細菌，他最後也可能是還沒打敗腫瘤，就先被自己大便產生的細菌害死。

他輸血一定過敏，一開始皮膚小癢，後來眼皮腫，然後全身大面積過敏，再後來呼吸急促。每一個療程後都要輸血，有的時候輸血小板、有的時候血紅素，因為化療藥在殺癌細胞的同時，也會同時殺死健康的血球，所以會貧血、有傷口會不能凝血。小安某個晚上打了一個噴嚏，因為他本來有過敏性鼻炎，鼻腔壁比較薄，流了鼻血，那個鼻血像水龍頭，整整流了十八個小時，輪了兩個班的護士沒人敢把那個紗布拿下來，因為是水龍頭。

那些時候，已經沒有辦法去奢求，整個療程結束後他的病會好，只求孩子不要受苦、不要痛、不要吐到絕望、不要一聽到要刮嘴巴就開始害怕發抖。卻什麼也不能做，只能陪他。他要哭，千萬不要說「不要哭，一下子就好了」，因為你不是他，你不知道那他媽的有多痛，你不會知道有多痛。

住院第一次，一個半月，痛到沒辦法下床。他的體重從入院時的二十六公斤，掉到了二十一公斤，幫他按摩的時候，腳就是皮包骨。你不能想太多，就一直幫他按摩下去。一次打完脊椎背針，他躺了六個小時，我的手就幫他按了六個小時。他一醒來有力氣打寶可夢了，也不敢放開，你的手。

療程，每一次要重複這樣的 cycle 四到五週，出院兩週後再回來上課，重複這樣六次，之後再放射治療一個月，再每月回診。我們開始展開母子倆不放手的，兩年。

旅程中缺席的父親

一開始，我想得很簡單，有人可以在醫院就好了。對，想得就是這麼簡單。我和孩子的父親都有全職的工作，在相關的行業，我還需要負責一家外商公司在臺灣的營運。

分工本來是這樣的；兩人都先請假兩週，然後輪流，中間真的不行的時候再請他父親的父親（爺爺）或是我的母親（小阿嬤）或妹妹來幫忙幾個小時。第一週住院我還請了一位看護，希望她能先和我們一起實習，以後能分攤白天的時間。

看護阿姨人很好，不過第一週她就決定辭職了。表面的理由是她覺得孩子跟她不親，她自己沒有功能，每天時間太早太晚之類的。後面再問，阿姨才說，她以前都專門在醫院照顧老人家，老人的生老病死是可以接受的，孩子的病痛和死亡是她不能接受的，她不忍心，她沒辦法。

第一個療程的每一個藥都是新的開始，都有不同的狀況，孩子的病況有延續性，今天怎麼了和昨天怎麼了都息息相關，照顧者也需要和輪班的護士一樣，每次鉅細靡遺地交代孩子今天的狀況，碰到緊急需要做檢查、臨時需要輸血，都要簽同意書，這讓來幫忙照顧的爺爺或小阿嬤怎麼簽得下去？

最重要的是，孩子很害怕，他要爸爸或媽媽陪他在一起，這是別人沒辦法取代的。於是，我做了一個決定，孩子優先，工作，如果公司那邊沒辦法，就只能放棄。但其實當時這是一個還滿可怕的決定。我們離婚，孩子共同扶養，一乾二淨。如果我今天沒有一份可以支撐自己的工作，肯定是沒有辦法支撐照顧孩子的責任和費用。

醫院很多孩子，都是媽媽辭職來照顧孩子的，那是他們的家庭功能還完整，父親說什麼都會一肩扛，有的晚上以醫院當家，有的晚上一定會來送飯然後回家照顧其他的孩子；有的在南部工作，週末一定大包小包上來，週一再回去上班；有的孩子是青春期的大孩子，覺得爸爸很嘮叨，讓爸爸不要來醫院，爸爸自己一個人每個週末去各大廟宇或是教堂，乞求孩子平安；有的爸爸在服刑，不能常常到醫院，你看到他在醫院的時候，通常都是孩子已經快要不行了的最後幾天，他才能請假出來。

當我跟在上海的老闆說明發生什麼事，需要先請一個月的假，後面如果不能讓我在家工作或是彈性上班的話，可能就需要先離開這個崗位。

你猜怎麼了？

沒有人覺得這是一件可以把工作放在孩子前面的事，上海的老闆和老闆的老闆，都給了我最大的支持，先照顧孩子，其他再說。但實際上要負責營運，是沒辦法都全部放下的。謝謝我的同事和客戶，讓我更彈性地工作，一些會議我不能參加，我讓同事參加或是我搬著電腦在幹細胞移植室旁邊開網路會議，以前試過在走廊開，但是偶爾會有不同孩子在走廊玩耍或是大哭尖叫的聲音，最後才發現這個最適合的地方。

要看的報告或是報表，就半夜在醫院的討論室或是到治療室借一個角落工作，確保同事和客戶白天都能收到指令，一步一步再繼續下去。

白天是不可能做什麼事的，因為孩子正在吐或是正在不舒服，在輸血或是在做檢查。這兩年，每個五樓的護士都知道小安媽媽需要晚上工作，半夜我會設定好鬧鐘，孩子點滴叫的時候回病房，不要吵到隔壁的鄰居。護士也會好心地讓我使用任何一個可以暫借的角落。

如果一定要去開會，就請我的母親或妹妹來幾個小時，這時候醫院的孩子就喜歡看小安媽媽變裝秀，蓬頭垢面到化妝後眼睛變成原來的兩倍大，從紅白拖到踩高跟鞋，從睡衣到套裝，但是次會議結束都會衝回醫院。

這個時候，你知道不能讓幫忙你的媽媽或妹妹太累，媽媽顧了癌末的爸爸多年，別讓她在病房太久，觸景傷情（但是後來兒子跟我說，小阿嬤都在病房旁邊唱歌，很是開心……）；我的妹妹還有一個可愛的小兒子，如果她來幫我照顧孩子，就必須是她的先生或我的媽媽幫忙照顧我可愛的混血小姪兒（但是兒子說，阿姨陪他打電動……）。你會知道，你需要幫忙，而有人幫忙很重要。我也只能這樣勉強兼顧的。

孩子的父親一開始，我想他也是不能接受孩子生病，只是從震驚到接受，他花比較多的時間。一開始住院和前面兩個療程，他和我同等的悲傷，也能做到起碼分擔兩人一半的時間，後來，整個事情的發展就比較令人遺憾。他有其他的人生課題，職業上的追求、在另一段關係上的追求。後來發現交班給他後，再回醫院，看到他的父親（我的前公公）在照顧我的孩子的時間越來越多，就明白這是不切實際的要求了。

寫到這邊，我笑了。還在婚姻關係裡的時候就不太能要求什麼，這個時候，還能要求什麼呢？我非常感謝我的前公公和婆婆，他們在孩子一路生病，擔心的不會比我們少，但如果孩子需要的是爸爸和媽媽，這就不是他們能幫忙他們兒子太多的地方。

於是到第三個療程後，我自己帶孩子住院、出院，不主動問他會不會來醫院換班，出院的兩週期間我帶著孩子去公司上班或是在家上班。每月我帶孩子回診，化療後有一個月需要每天來回醫院帶孩子做放射治療，我幾乎都帶著他，彷彿這個旅程就是我和我的兒子，一直到今天為止。

忽然整件事情在眼前變得清晰，不會再抱怨和埋怨，不會生氣他不來陪小孩，不再疲於奔命。因為一旦這樣準備，你就有這樣的應對計畫。他還是會來醫院，儘管隨性、頻率更低，不會管另外一個照顧者的時間，但至少兒子還是盼得到可以有父親在的時候。

重點是，一切清晰之後，會知道「媽媽好，孩子才會好」這句話真的講得太對。你不能亂，這是你的兒子，我們懷胎十月生出來三千八百克的兒子。你不能自怨自艾，不能再生另外一個和你的生命已經沒關係的人的氣。你要更知道自己能怎麼辦，能有什麼支持，要怎麼顧好自己、顧好孩子。

還有最重要的是，你會知道，不是每個父親都理所當然地在那邊，他們可能會缺席，有的人更愛他們自己，或者，他們只是沒有那麼勇敢。

這些都是每個人的選擇，他做了他的選擇，我做了我的選擇，父親或母親的親職從來不是天生，我也在醫院看到無法盡職的母親，社工每天都來看孩子有沒有找到他生命的出路。如果真的要做 judgement，也不是我，是我的孩子要和他的父親，在未來的某一天面對這個議題。

我要證明我是他媽

第一個療程各種折騰（後來發現，後面每個療程跟第一個療程比，都是更嗆，第一個療程簡直是入門課），一個多月後主治醫師說我們白血球夠，可以暫時回家。療程結束醫院的術語是「下課」，回來住院繼續療程叫做「上課」。另外還有一種術語叫「畢業」，孩子能夠離開醫院的畢業有兩種，一種是好的，一種是真的別無他法，找不到更好的治療，孩子可能有奇蹟，更多的時候，是需要送一個孩子離開。

我們可以出院那一天，隔壁的愷愷白血球只有正常值的5%，還要繼續留在醫院等白血球乖乖長回來。化療是個全面攻殺的治療，一個化療下去好的血球細胞和不好的癌細胞都會一起殺，所以白血球中的中性球或各種分化的比例很重要，一旦孩子的白血球太低，外面的世界都是危險，各種正常人可以應對的小細菌小病毒，都會殺了他們。

好不容易可以出院，孩子雀躍得不得了。我匆忙打包，孩子的父親也來幫忙。還有一個步驟，我要去申請孩子的病理檢查和影像檢查報告，保險的理賠要用。申請這些檢查的地方在常德路院區的一樓，我快步地從兒童醫院小跑步、越過長長的走廊，來到申請處。問了義工怎麼填表格，我寫了送櫃檯。櫃檯讓我提供戶口名簿。

我疑惑了，為什麼要戶口名簿？行政人員說：「不然戶籍謄本也可以，要證明你是他媽。」

蛤？什麼？要證明我是他媽？為什麼要證明我是他媽？

我崩潰了，住院一個半月第一次生氣、大叫、咆哮，竟然在出院這一天，對著公事公辦的行政人員吼叫，為什麼我需要證明我是他媽？

從急診進來醫院、進感染科病房、進加護病房、再轉到腫瘤病房，我簽了每一張，對，每一張同意書——開刀的同意書、麻醉的同意書、各個影像檢查的同意書、檢體採樣的同意書、做化療的同意書、用標靶治療的同意書、自費項目藥品和耗材的同意書，我簽了一疊厚厚的同意書，對，連出院的費用都是我的信用卡結的，我付我孩子所有的費用，為什麼我要證明我是他媽？

這是我在臺大醫院剖腹生的孩子、我在手術室外等候四個小時手術成功的孩子、我好幾個晚上在加護病房外沒有睡、等他醒來叫媽媽進去的孩子，為什麼我要證明我是他媽？

那個 moment，對婚姻的怨、對離婚的怨、對前夫的怨、對老天爺讓我孩子生病的怨，一起爆發。

怨啊！婚姻十年，中間有好多年我每週往返臺北、上海，飛機當計程車，為的就是能夠多陪小孩一個週末。怨啊！婚姻十年的房子不是我買的，即便婚後很多支出、買車、出國都是我扛起，但是房子不是我買的就不算數，所以離婚的時候是我要離開這個戶口，遷回娘家！在婚姻中犯錯被發現的不是我，但感覺被懲罰的是我！

怨啊！都走到這一步了，好不容易熬過第一個療程，竟然出院這一步，要這麼難堪。我必須證明，我是他媽！就算所有的醫師、護士都知道我是他媽，我要證明我是他媽還需要我跟他的戶口名簿。

好多怨，在櫃檯咆哮那幾分鐘，人生走馬燈咻咻咻飛過，我忘記我是誰，忘記旁邊有人，近乎失態地咆哮……我知道為難那些行政人員了，這些是規定，我懂！但我是他媽，我要帶我孩子回家！

咆哮沒辦法解決這個僵局，我走回病房，悻悻然跟前夫說，請你明天再跑一趟醫院，拿戶口名簿去申請那些證明，因為我不能證明我是他媽。（寫到這裡，我自己苦笑了……）那應該是開心的回家時刻，卻搞得自己狼狽不堪。

後來律師和朋友都提醒我，要隨身帶著戶籍謄本，後來每次我自己帶孩子住院，我也都帶著戶籍謄本證明我是他媽。剛剛拿出放在皮夾裡的戶籍謄本，這兩年的旅程，這張紙也跟我一路走過來一樣，皺巴巴，但是還是抬頭撐著。

現在回想那天，我還是會顫抖。本來這一篇一直不知道怎麼下筆，到昨天晚上我看見朋友的一句話：「人有了需要保護的東西，就會變得英勇且帥。」

這句話，我給每一個，和我一樣在婚姻、在生活的困境中，正在爬出來，或是已經爬出來的朋友，如果我能證明我是我孩子的媽，然後我可以帶他一起走過這些，我就是英勇而且很帥。

你也是，英勇且帥。

我和我們的新家

離婚後，剛開始在離前夫家一段距離的地方租了房子，離孩子國小很近，接送方便。

房東是個很好的人，搬離前夫家不到幾天就是聖誕節，房東幫我安了一棵用GODIVA小熊堆疊起來的聖誕樹。記得孩子有一次到我的住所後，看到聖誕樹下的禮物，還很興奮地說聖誕老人太厲害，連他現在有兩個家都知道，給他兩份禮物，這對當時面對新生活的我和孩子來說，都是很及時的體貼。

在孩子生病後，房東先生來我們病房兩次，一次知道孩子副作用便祕得厲害，帶了很厲害的香蕉給他；一次，帶了他去美國迪士尼買的玩具來，每一次他匆匆來到病房外面電梯交東西給我，你會看見他眼眶帶淚，他有滿滿關心但是沒說出來。

後來，可能上帝有眷顧，讓我在前夫家附近找到了一個房子。屋主當時急著脫手，少了很多斡旋的時間，在很短的時間買了房子，過戶的時候是當年四月，孩子是九月生病的，裝潢剛好在孩子第一個療程結束告一段落。

感覺是一個新的開始，九月我們住院一路到十月中，他離開爸爸家的那個去急診的晚上，再回到家已然一個多月。

住院的時候是夏天，出院的時候已經是要穿薄外套。中間有變與不變，變的東西很多，不變的是，我和孩子的父親盡量讓他自由選擇，今天要住爸爸家還是住媽媽家。這是我們在已經不成功的關係下，能做到的妥協，孩子想媽媽，可以在步行距離幾分鐘內到媽媽家，反之亦然。

在出院前幾天，我很謝謝所有幫忙的朋友，送家具的、處理窗簾的、安裝家電的，我的鑰匙在很多朋友手上交接，大家都知道，我在趕著讓孩子一出院，就有機會回到我和我們的新家。很多很難的事，在眾人的善意下，都迎刃而解。

出院後第二天，孩子回到我和我們的新家。我們在沒有太多鍋碗瓢盆的簡單廚房，開伙煮了我們的第一餐。

他站在爐前，試著煎他自己的牛排，因為出院前主治醫師特別交代，小安體重掉太多，接下來的療程很辛苦，要補充很多營養：補鐵、補鈉、補鉀、補蛋白質等等。孩子本來不怎麼吃牛排的，出院後跟我一起猛吃，他記住醫師的話，吃起來等後面更難的療程。還來不及買小椅子，克難地讓他站在紅酒木箱上。

我記得我當時拍這個畫面的時候，是偷偷拭淚拍的，要等他回頭前整理好自己。因為他太瘦太瘦了，我孩子好瘦好瘦啊……從這一天起，餵胖他變成一個志業、唯一要做的事情，因為後面還有更多困難的療程，得從二十一公斤先胖回原來的二十六公斤，要吃得比吐得多，要吃很多的蛋白質，要吃很多營養的東西。

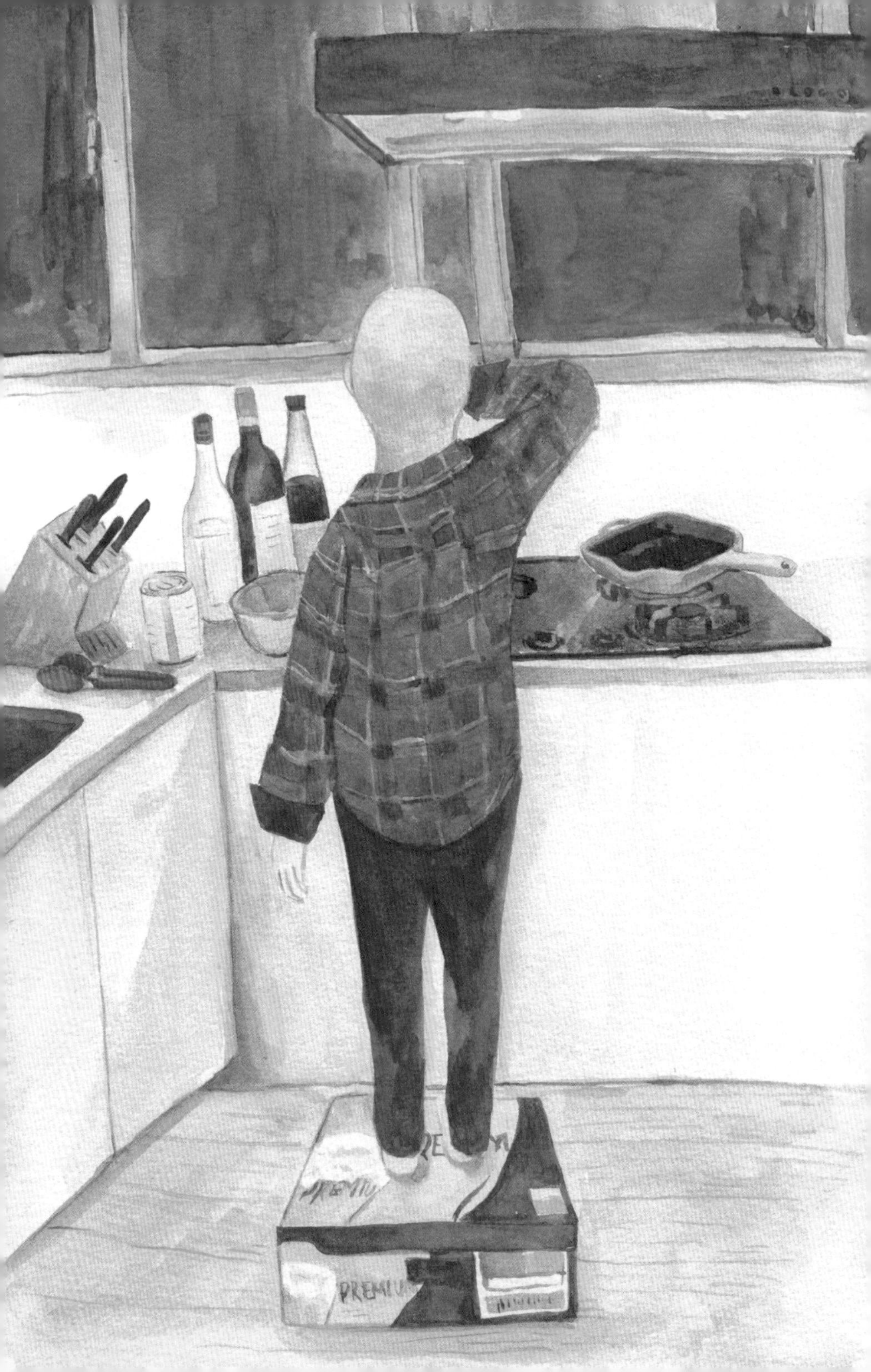

在這一天之前，我一年不會進廚房超過兩次。

在這一天之後，我努力煮。有時候他在醫院，我能回家兩個小時的空檔，也盡量帶他吃得下的自己煮的東西。吐了沒關係，我們再吃。他自己後來發展出一套說法，有效地說服其他和他一樣因為化療副作用一直吐掉體重的孩子：「我們要有營養來對抗癌症，你吐沒關係，你吃十口，可能吐七口，但是沒關係，你至少還有三口有吃進去。我們一定要吃！」

在醫院，孩子跟孩子說，比大人跟孩子說有用。因為只有孩子知道孩子的痛，只有孩子知道孩子害怕的是什麼。

第二次住院的時候，我們和同一個主治醫師的大孩子，成了戰友。每一次幾乎都是同樣時間回診、住院。有一次戰友哥哥發現，癌細胞侵犯到了肋膜，照了X光和超音波後，確定要插胸管抽肋膜積水，只是不確定是進去加護病房插管抽一次，還是會跟小安一樣帶著根管子痛很久。

手術前，戰友哥哥和媽媽嚇得臉都白了，因為他們都知道小安胸管的痛和當時拔胸管的驚險。我問小安，你要不要去跟哥哥講一遍，給哥哥看一下你胸管的傷口，給哥哥打氣，讓他不要那麼害怕。他想了想，跳下床，帶著他的《傳說對決》（還跟戰友哥哥連線著的《傳說對決》……），拖著點滴過來哥哥床邊。

一到病床旁邊就掀起衣服，給人家看他兩枚五十元硬幣大的縫合傷口。他絮絮叨叨說著：「這個會怎麼麻醉……我插了兩次，醒來有多痛，但是只要撐過兩週，拔掉就不痛了。」（邊講自己還點頭，其實當時痛得哭天喊地）

「iPad 可以帶進去 ICU，電話也可以帶去 ICU，你怕的時候就看 iPad 或打電話給媽媽，媽媽都會在 ICU 外面不會回家，你想媽媽的話，你可以跟那個很粗魯的護士說。」（相當沒禮貌的孩子，護士都很忙）

「他們會幫你去叫媽媽進來，不過你要叫大聲一點，因為隔壁一定哭得很慘或是機器一直嗶嗶叫，護士聽不到。我第一天晚上抽 500 c.c. 抽出來是粉紅色的不可怕，只是帶著一個桶子在床上很痛而已。」

戰友哥哥和媽媽緩和一點，我們慢慢走回我們自己的病床。

孩子說：「哥哥會害怕，因為他知道。我那時候不害怕，是因為都不知道就被插兩次。知道的人比較辛苦，不知道的人比較不辛苦，醒來再面對就好了。」

我們母子開始，在醫院一起幫忙自己，也幫忙別人到今天。

然後我要謝謝發明《傳說對決》的人，醫院的大孩子靠它度過很多很困難的時間。

學習而來的體貼

第二次住院，遇到了幾個不同的鄰居。

一開始回來醫院，我們在一個有陽光窗臺的三人房，雙人病房還在候補。那是個很棒的窗臺，有很多額外的空間，住院時間一久很多生活用品和常備藥，會塞得病房很狼狽，為母的表示這個空間很棒，孩子也覺得，有窗戶可以曬到太陽很棒。一般病房安排，需要療程比較久的，都盡量放在靠窗的位子，生病的孩子和照顧者可以在陽光下度過一兩個月。這是護理站和總醫師的體貼。

三人房的另外一頭，是一對年輕的爸媽帶著神經母細胞瘤的孩子，爸媽真的年輕有朝氣，是那種你在東區會錯身而過的年輕情侶。然而孩子每個晚上的半夜三點，會固定時間尖叫哭泣，說著夢話囈語：「都是痛痛、把蟲蟲抓出來、我卡住了……」一再重複，每天固定。

第二個療程，小安呈現一個副作用吐好吐滿的狀態，白天吐、晚上吐，完全不能好好睡覺，好不容易夜深吐到累睡著，再碰到尖叫的孩子，真的沒辦法只能買了耳塞給他。我是個淺眠的人，房間一有動靜，我一定醒來，在三人房幾晚，我就醒幾個晚上。幾個晚上之後，我發現每當孩子哭，爸媽也得抱著孩子在夜半的走廊一直走、一直走，不忍吵醒同病房的孩子，一家人就會在白天，累得睡到中午。

後來知道，年輕的爸媽在碰到孩子這麼困難的癌症，幼稚園大的孩子聽不懂疾病，只能一直跟孩子說「我們要把壞蟲蟲抓出來」，孩子抱著這個念頭經歷了大小手術和化療，一次次想要勇敢地把壞蟲蟲抓出來，晚上疼了，儘管累到睡著還是要把壞蟲蟲抓出來，變成讓人心疼的內建程式，心疼孩子也心疼年輕的爸媽。

候補到的雙人房，碰到了阿嬤和媽媽一起照顧的孩子，也是個幼稚園的小小孩。

阿嬤會放佛經，可能安撫自己也安撫孩子。每當孩子在病房躺不住，想要拖著點滴往外衝，媽媽總會跟他說外面有大蚊子、小老鼠會咬他，哄他不要出去，越哄，孩子越害怕，夜半也是擔心大蚊子、小老鼠咬咬咬地哭鬧睡不著。其實，是孩子的白血球太低了，真的不好出病房，媽媽只能這樣嚇唬孩子，這是她少數能做的保護。

這個療程我們母子沒有一天晚上有好好睡。小安有一天在走廊散步，跟我說：「大人好奇怪，你們都會騙小朋友有蟲蟲、有老鼠，小朋友都會怕有蟲蟲在他們身體，都會怕走在走廊被老鼠咬，然後都做惡夢，你為什麼不去跟這些大人說不要再騙小孩了？」

我問他，你覺得我去講有用嗎？

他說：「用講的沒用，你用寫紙條的，不要放棄，一直寫。」

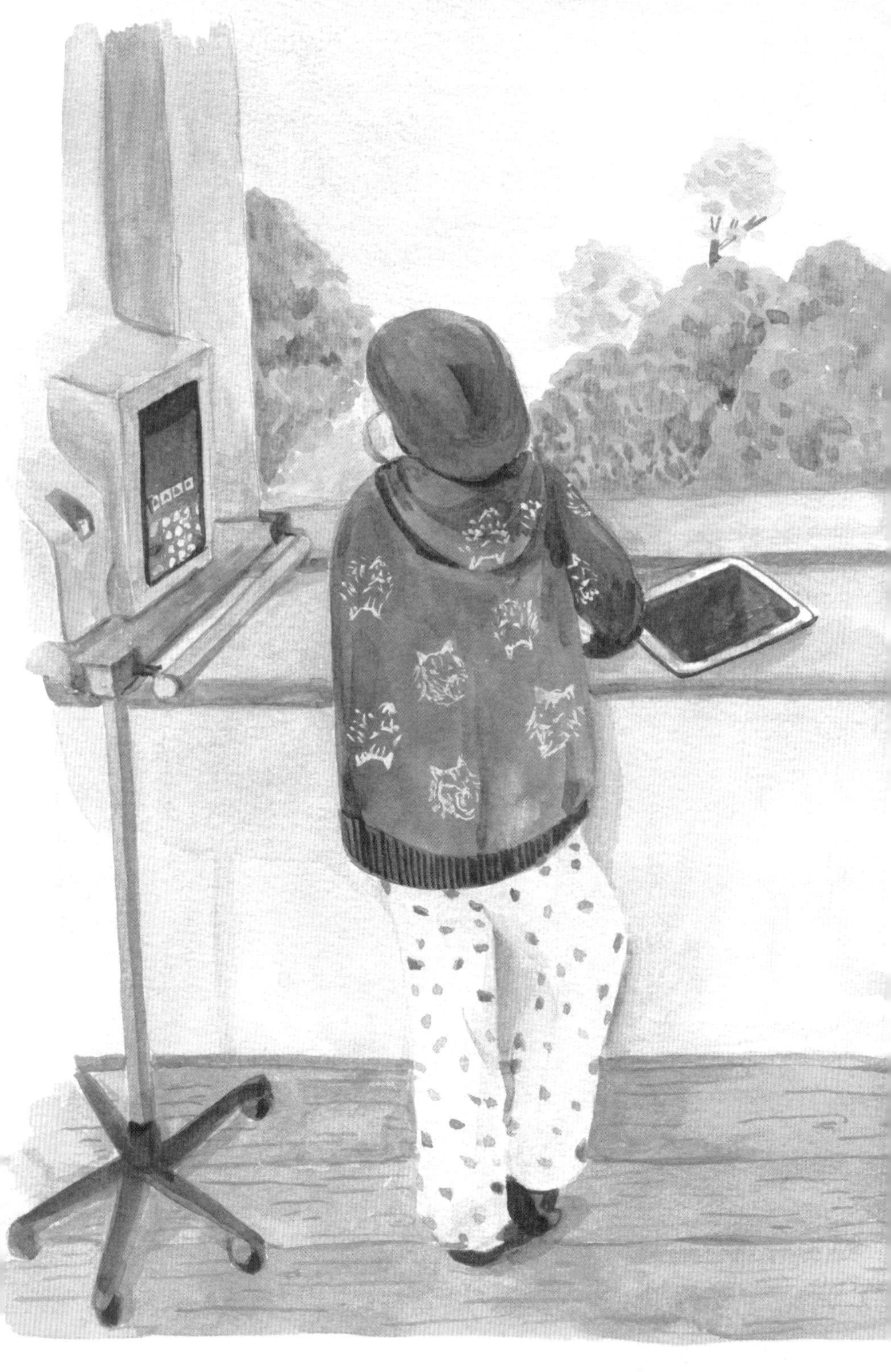

我笑了，孩子，不是每個人，都可以跟你一樣直接講破的。這些是小小孩啊，年輕的爸媽、小小的孩子，都太難。大孩子可以說道理，可以忍住疼痛，但是也有大小孩的難處。小小孩可能在睡夢中就去當天使了，大小孩在疾病啃蝕他們的過程，怎麼接受自己要死了？這才是無敵的難題。

第二個療程，因為各種副作用和療程結束前的發燒、白血球長不出來，我們住了很久，中間又換了一個鄰居。是一個小小孩和他的媽媽，他們剛剛從幹細胞移植室出來。那時候我們對幹細胞移植室一知半解，只知道是個困難的療程，孩子進去要把幹細胞成功移植之前，要下很猛的化療，一次殺光所有壞的細胞，再放好的細胞進去取代、生長，只能一個固定的照顧者，保持無菌，完全隔離，標準二十幾天的療程，簡而言之，是置之死地而後生的療程。

小小孩第一天、第二天和第三天都開心地又叫又跳，說話很大聲，唱歌很大聲，看電視很大聲，小安戴著耳機打他的《傳說對決》也壓不住小小孩的 hyper。孩子央求我跟隔壁媽媽商量，讓小弟弟安靜一點。我想了想，開始嘗試跟隔壁媽媽聊天，媽媽劈頭第一句話：「吼，能離開幹細胞移植室，真的太感恩，在裡面關了二十一天，看到孩子那麼苦那麼痛，真的活不下去，好幾次抱著孩子都有跳下去的念頭。」我一聽，看了小安一眼，我想他也聽進去了，這一次他默默地再把耳機塞好，不表現不耐煩了。我們商量，讓弟弟愛怎麼開心怎麼來，不容易、太不容易了他們。

在生病之前，小安是個典型的自私孩子，阿公阿嬤爸爸媽媽都圍繞著他旋轉，他可以擁有所有想要的東西，不太會替人著想，「體貼」這兩個字不會出現在他的字典裡面。

這個旅程，我們開始一起學習，體貼。每個讓人不方便的情境下，都有讓人不得不心疼的，你要給予體貼。第二個療程，我們開始往走廊跑，因為病房都太吵，我也才有機會，跟孩子培養我們的儀式，在走廊散步談心事的儀式。

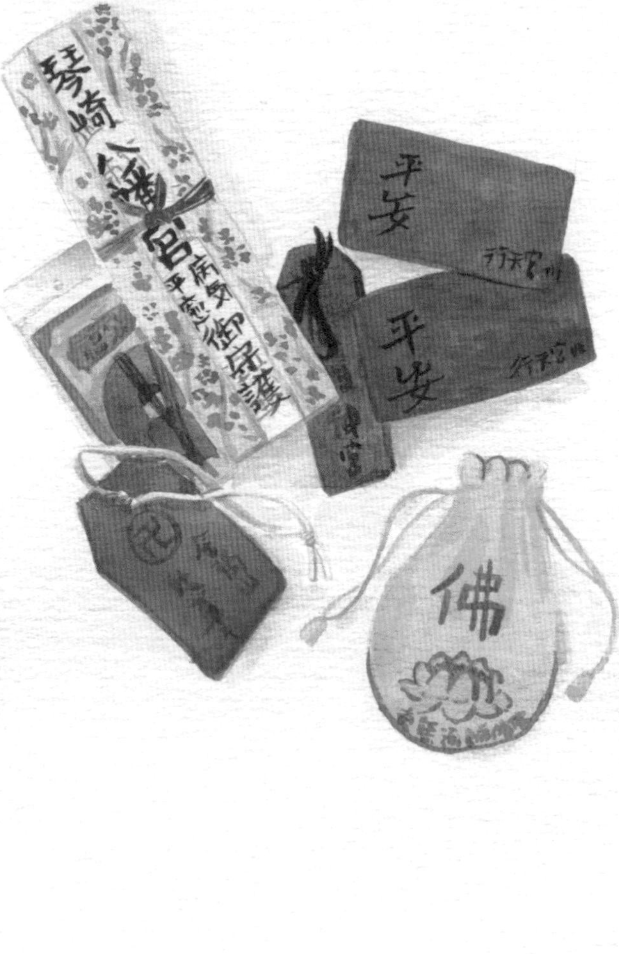
琴崎八幡宮
病気平癒御守護
平安
平安
佛

來自全世界的善意

剛住院時，我的母親和孩子的爺爺，分別拿了不同宮廟的平安符來，讓我們放在孩子枕頭下、床頭邊。那個時候我才知道，原來孩子要跟神明求平安，還要拿衣服去給法師過香火，有很多儀式要做。

我們準備開刀做切片、放人工血管和抽脊髓液那天，我的大學同學展芬衝來兒童醫院，帶來行天宮的平安符，那是她拜託她爸爸從桃園上來幫她顧兩個孩子的空檔，她衝去拜拜求來的。我們在兒童醫院大廳碰面的時候，一切匆忙來不及，我們快速給對方一個很大的擁抱，然後我衝回開刀房等待。那是我們第一個來自朋友的平安符。

我是一個基督徒，卻很多年沒有去教會做禮拜了。記得和上帝說話的時候，都是有所求或心很不安的時候，但是開刀那天，我除了拿著展芬給我的平安符以外，還有我的教友子恩特別給我寫了一段讓我禱告的經文。說來慚愧，久未回教會，絕望到底的時候我第一個念頭是給子恩message，告訴他我孩子病了，我需要教會朋友的代禱，讓他的手術順利。忽然間，我又回到了久違的教會群組，每個我認得的、不認得的人，都一一幫我禱告，並不會因為我離開教會很久，就被遺忘。於是開刀那天的四個多小時裡面，我念一次禱告經文、念一次行天宮的經，再念一次拜託上帝的禱告、再念一次行天宮的經，重複了四個小時到他出開刀房，進加護病房。當然，也不忘一直提醒我的父親——當時癌症離開也是在臺大醫院，這裡是他的管區——他必須在這裡守護我的孩子。

之後，朋友知道我們怎麼了之後，陸陸續續我有了來自全世界各地的平安符：小安學校足球隊的教練，跑了一趟他老家暖暖的宮廟，幫我們求了個符，帶著球隊孩子寫了卡片，讓他早點回來；去日本旅遊的朋友，一定會在他們駐足的地方，幫我求一個御守；一個二十幾年的酒友，現在在日本種田（對，種的還是要做清酒的米），也帶回他居住小村莊的御守；去到斯里蘭卡的朋友，在每一個廟宇留下祈福；去到英國、法國、西班牙出差的朋友，會在大教堂、聖母院幫我們點上一支蠟燭；上海的同事幫我在靜安寺點了一盞燈；在杭州的朋友給我帶回來靈隱寺的平安符；我之前在上海的老闆後來去香港任職，在一趟到臺北出差途中也帶上了香港黃大仙的平安符給我。更不用說，我想全臺北可以求平安的廟宇，神明都一再一再聽到好多朋友到他足前，幫忙祈求一個叫小安的孩子，度過這一關。雙連長老教會的朋友，一再一再幫我代禱。我不怕神明和上帝太煩，我只怕他們很忙，漏了我孩子的名字。

於是，各地的祝福有快遞來的、有送到公司給我的、有寄到我家的、有跟我約到醫院大廳拿的、有送到醫院五樓電梯給我的。久違的同學、高中的青梅竹馬、一輩子沒講幾句話的客戶、還有之前共事過的同事、小學同學、國中同學，忽然都出現了。我不知道要怎麼發揮這些祝福的神力，這些都要帶著，靈機一動，我把所有的平安，都放在病床前。每次住院都帶上，一一擺好，一一跟祂們說，這次也請大家多幫忙了！忽然間，住院醫師和護士都知道，小安床頭，滿滿的是各地平安符。

後來平安符以外，大家開始補給物資。知道我一個人在醫院的時間多，要給孩子吃的、給我吃的，都一一跑到臺大醫院來。有時候我剛好不在病房，可能去買東西，一回病房孩子桌上又是滿滿的食物和平安符，孩子說剛剛有人進來說你是小安嗎？我是你媽媽的誰誰誰，這些給你。有一次，多年的朋友兼客戶 Renée 剛好要到臺大開會，路上經過鼎泰豐也幫我們外帶了飯和小籠包過來。那天我請我媽幫忙幾個小時，她幫我接過外帶之後，問我兒子，鼎泰豐有賣啤酒嗎？啊啊，朋友好貼心，但我媽好疑惑。

十多年看著我長大的客戶和朋友，有一天週末，帶著她和她老闆的祝福，一大盒超級大的葡萄給我們。她和她的老闆，看著我一路從臺北到上海再回臺北，每次她的老闆都會取笑我，龍困淺灘，每個地方都待不久。她那天說，老闆有說，可能是 Karen 真的太厲害了，上天要給她一個更大的考驗。那天我捧著一大盒葡萄回病房，邊走邊哭。一來感恩，二來想，小安不能吃葡萄（化療小孩不能吃有皮的水果，怕外面有農藥或細菌），這些葡萄如果他真的很想吃，我要剝皮剝到世界末日，就快哭出來了……

我一開始推辭，但後來開始收下全世界的善意。開始相信，如果善意這麼多，上帝和神明會一直聽到不同的祝禱，孩子的名字一直在每個地方出現，孩子命不該絕。

有一天，我的酒友米朵公主說要去北港媽祖廟鑽轎底，那時熱呼呼的早上，我還叮嚀她太陽很大，小心不要曬傷，迎媽祖人很多，她踩著高跟鞋不要跌倒。傍晚忽然她給我電話，她回臺北一下高鐵，上計程車到臺大醫院給了我媽祖過轎底的礦泉水。她貼心，跟媽祖要了可以給孩子喝的、密封的水。當天晚上，我把那瓶水，跟護理站借了 30 mL 的小藥杯，病房裡認識的孩子，都分一口。我一床一床給，如果大家宗教上不介意，都喝一點媽祖的好意。

於是善意開始分享，全世界的善意，要給全世界的孩子。一起進來的孩子，我們要一起離開。一個一個，都不能漏掉，都要活，而且要活得好好的。

為了孩子，我們更要照顧好自己

有一天晚上在醫院，半夜，我的胃開始隱隱作痛。痛的位子在左肋骨下方，大約是胃的位置。我第一個想法，應該不是腸胃炎吧？我一向鐵胃，數十年壓力再大也從沒犯過胃痛，壓力性肥胖倒是一直困擾我。難道是胰臟炎？那可不行，胰臟炎隨便都要收留住院的，我住院，小孩怎麼辦？

那天晚上我躺在醫院陪病床上，伴隨孩子睡得沉沉的呼吸和點滴幫浦聲，我害怕到睡不著。我走出去，問護理站有沒有胃藥或Nexium可以讓我擋一擋，護理站看我痛到臉發白，叫我去急診，我不肯。如果我在急診被留下住院，孩子怎麼辦？

痛到第二天，我去公園路上的藥局買了胃片、胃乳、Nexium，先擋擋，至少等到有人來跟我換班為止。過了一天，孩子父親跟我換班，那天晚上正好發燒，又痛到臉發白，我從家裡搭了車，到臺北醫學大學附設醫院急診。那天急診醫師，很帥。喔，不，離題了。醫師聽了我的症狀，馬上也是幫我安排了影像檢查、抽了血後，留了一支靜脈留置針在手上，我想他應該也是害怕我真的怎麼了，留著一根靜脈留置針，要打點滴或上抗生素比較快。那天上留置針的時候我眼淚在眼眶裡打轉，護士以為她弄痛我了，其實我在想的是，好痛！孩子每天要扎手針，好痛，怎麼，這麼痛。

我在急診待了快兩個小時，每分每秒，都很漫長，我記得我在晚上交代了祕書，我臨時去急診，如果留住院，她要安排什麼事情。我的祕書是一位大姐，十四年前剛剛入行的時候，她就是我們的祕書了。她的反應也如同我的期待，不驚慌，也確保我一個人不用人陪，意識清楚，在哪間醫院。

一個人在急診，有這麼強大的恐懼，我就這麼掛在急診的話，怎麼辦？原來，一個獨居的人，在這個 moment，不論你的工作多重要、不論你能賺多少錢，一個人就是一個人，面對一個人的現實吧！結婚十年後離開這段關係，緊急聯絡人再也不能寫習慣的名字，是一件有點可怕的事情。

你可以寫你的母親，但母親年長，會比我們早離開世界，你也不會想要她在夜半擔心你四十幾歲的女兒，一個人從新莊跑來信義區。你可以寫你的妹妹，但妹妹也有她的家庭，雖然她一向是最不服氣我這種自以為我們自己可以扛下一切不用她幫忙的人，但你不會想讓她也半夜放下一歲的孩子來幫忙。

一個人，很害怕，我想像各種最糟的情況，然後痛到在急診室靠近電梯的那張留置病床，昏睡著。等醫師來叫起你，跟你說目前看起來沒有胰臟發炎的跡象，可能急性胃炎，先讓你帶消炎止痛的藥，我們也打一針止痛，你明天來回診，我們做更多的檢查。

不騙你！那一刻，我在急診室大聲歡呼：「耶！不是胰臟炎！」明明痛得半死，但我歡呼。因為我確定，只要不是這個，今天不會住院，白天，還是可以回醫院照顧孩子。

我一向是不愛體檢的人。記得回臺灣第一年，公司 **HR** 說我一定要體檢，不然團保公司會很難處理，公司負責人不體檢怎麼處理全公司的保單。過了這一夜，我讓同事幫我聯繫又拖延了好幾個月的體檢，讓我在不用陪病的空檔，快快完成體檢。

我曾經不怕自己病，也不怕死。還曾經開了一串清單給我的同事，哪天如果我得了什麼什麼，不用安排什麼很難的治療，讓我一了百了，不要造成大家負擔，對，我之前都是這麼說的。

過了這一晚，我不敢了，我好怕死。我死了，孩子怎麼辦？如果我病了，我會不會造成孩子的負擔？孩子已經病了，連重大傷病卡都拿了，他如果有幸痊癒，這一輩子都要在癌症隨時可能復發的陰影下，還有辦法照顧我嗎？我的保險夠嗎？我要快點找我的業務員，我還有什麼保單能買？快，都讓我多保一點保險，不要讓我變成孩子的負擔。

我的遺囑怎麼辦？現在如果我忽然掛了，孩子和媽媽妹妹有沒有辦法處理，什麼東西放哪裡、哪個戶頭有錢、保單哪一家的、房子貸款怎麼辦、要他們聯繫哪個業務員和理專……啊，要快來交代好啊……離婚後，我還在憤怒的情緒裡，孩子病了，我們也還在孩子病了要好好照顧孩子的情緒裡。第一次，我想到自己，但更多的是，害怕如果我不好好想想自己，孩子怎麼辦，媽媽妹妹怎麼辦？

兒童醫院五樓病房旁邊，是乳癌化療室，很多乳癌病人會在白天來做門診化療。再往裡面走，是門診輸血室，很多正在進行化療的大人如果因為化療的副作用貧血，他們也會來排隊輸血。我們偶爾白天在外面散步的時候，看到很多大人和他們摯愛的家人，都在這邊治療。

我問了孩子，哪天我生病了，你有空會來看我吧？你不用來陪我化療，很花時間，你也可能已經出國念書生活了，有空過來就好了。

孩子說，我一定會來的，不然你一個人怎麼推輪椅？一個人怎麼簽名？不是很多同意書要簽嗎？你每天都簽我的各種同意書了。

那個時候，你知道，更要照顧好我們自己。每個媽媽都要顧好自己。該安排的事情，提早安排，要生前預立遺囑，就立吧。該把自己的財產債務保單整理好，整理吧。該寫個清單，你想怎麼燒、還是怎麼簡單處理，要不要急救、要不要怎麼處置，都寫下，對自己越誠實，你越不會害怕，那一天如果真的來臨，我們的孩子知道要怎麼辦。

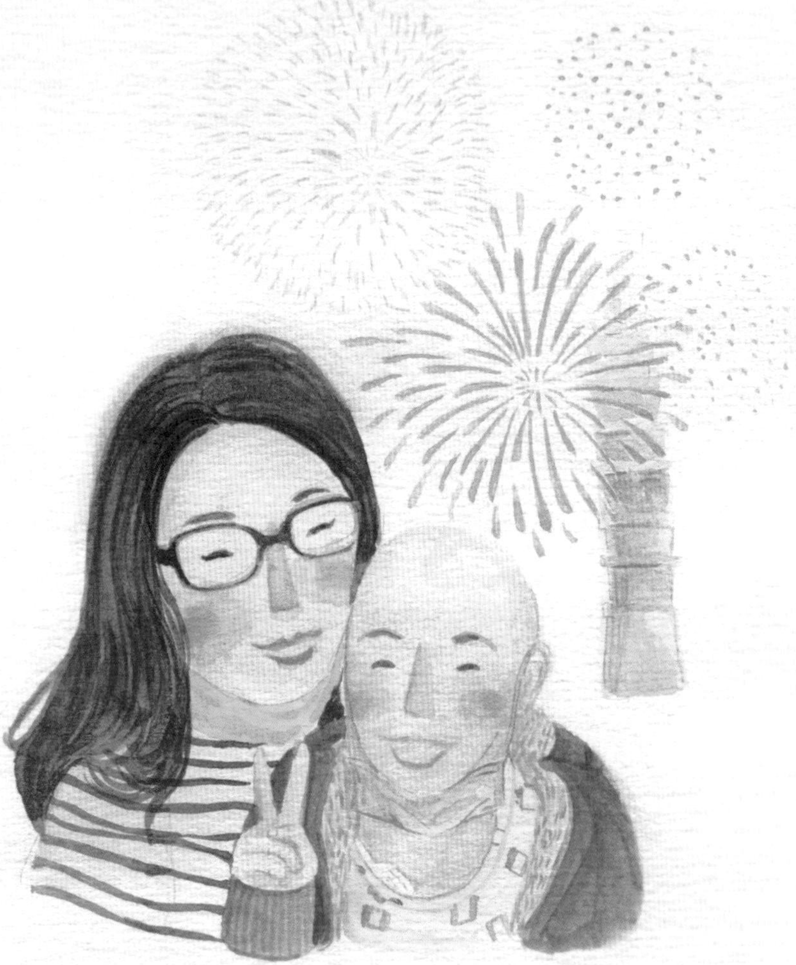

跨過一個年

第三個療程的尾巴，接近跨年。我的家與孩子爸爸的家住在信義區，他有記憶以來，跨年要走到巷口、要走到四四南村、要走到信義路、基隆交岔路口上看煙火倒數，這是他記憶中的時刻。

小安是個儀式感很重的孩子，離婚第一年我們都還努力三人在一起看了跨年煙火才分開。那時候他其實知道什麼都不一樣了，但是他會假裝一切都還是一樣。

能不能回家跨年，是我們不敢開口問主治醫師、但孩子非常緊張的問題。包括後面碰到農曆年，都是一樣的問題。你知道的，好像感覺每個重大節日都是個「坎」，會不會說了什麼、做了什麼，把今年的福氣用完了，就過不了這個「坎」。不要笑我迷信，誰跟我說喝符仔水孩子會好，我都會喝，一大桶我都喝給你看（笑）。

每次療程所需的時間都會越來越久。要打的藥是固定的，但孩子打完藥副作用、可能的發燒、白血球低下後能長回來到夠安全可去外面環境的時間，都會越來越久，因為這樣一個小小的身體，已經千瘡百孔，復原都更難更慢。到後來，很多孩子最危險的時刻，不是打藥的時候，是等待身體能迎接外面挑戰前的各種脆弱，各種發炎、肺炎和感染。

十二月三十日，主治醫師說，可以回家了。我們母子倆開心地搶著打包回家。這是只有我們倆的出院和跨年，孩子的父親，在這個時候出國了。原因我們不深究，總之，他選擇在孩子做化療的時候出國，在孩子想要全家一起跨年的時候出國。他那時選擇和誰在一起，和為什麼他可以這樣決定，當時不可考，今日更是一個謎。但能確定的是，孩子過了幾年還是記得，那個出院，只有我們自己，父親在連續一週的假日中，只捎來一通電話。

但沒關係，缺的部分，朋友幫我們補上了。

孩子一回我們的家，就開始拆禮物。朋友們送來的聖誕禮物、新年禮物，紮紮實實拆了一個多小時。過一會，電鈴響了、又響、又響。朋友們接力一個接一個，給我們很多食物補給，因為他們擔心我們是臨時拿到醫師的通行證回家，全世界都怕我們兩個冰箱裡沒東西會餓死。

跨過一個年對我們有多重要？不知道耶，一直覺得老人家說的，跨過一個什麼重要的節日，就代表孩子又過了一個關卡。跨年、農曆年、他的每一個生日，每個特別的日子，我們後來都加倍開心、加倍珍惜，因為你不知道有沒有下一個，每個都要有儀式感，都要有「如果這是最後一個」的感覺，好好過下去。

孩子那天最開心的，是切了一個草莓大福，小心翼翼，非常幸福，然後偷喝了一口我的白酒。草莓大福是一位牙醫朋友，那天下午在東區排隊搶到的唯二盒的其中一個。我們就這樣，享用朋友們給我們的食物，看時間快到，我把他包得密不透風，去巷口準備看煙火。

人很多，跨年的信義路、基隆路口，我保護著孩子，不讓他被撞倒，二〇一八到二〇一九年的跨年飄著雨，怕他冷到，要他把口罩戴好，我們才從家裡出來。一步一步，從家裡到路上，我走得好慢好慢，但是我把他的手牽得好緊好緊，只有我們兩個人，沒關係，因為我們兩個人手牽得很緊很緊。

九月發病時，我曾以為我就此會失去他。能跨過一個年，我萬般感謝上帝。當然，很卑微地希望，每個年，我們都能這樣牽手在巷口看每個煙火，看到他長大，看到他牽著女友的手、放開我的手，我沒有關係，真的沒有關係，希望有這一天。你放開我的手沒關係！真的，沒關係。只要你健康到那一天。

（我會在後面偷看，可以嗎……）

Chapter 2

來自五樓的戰友們

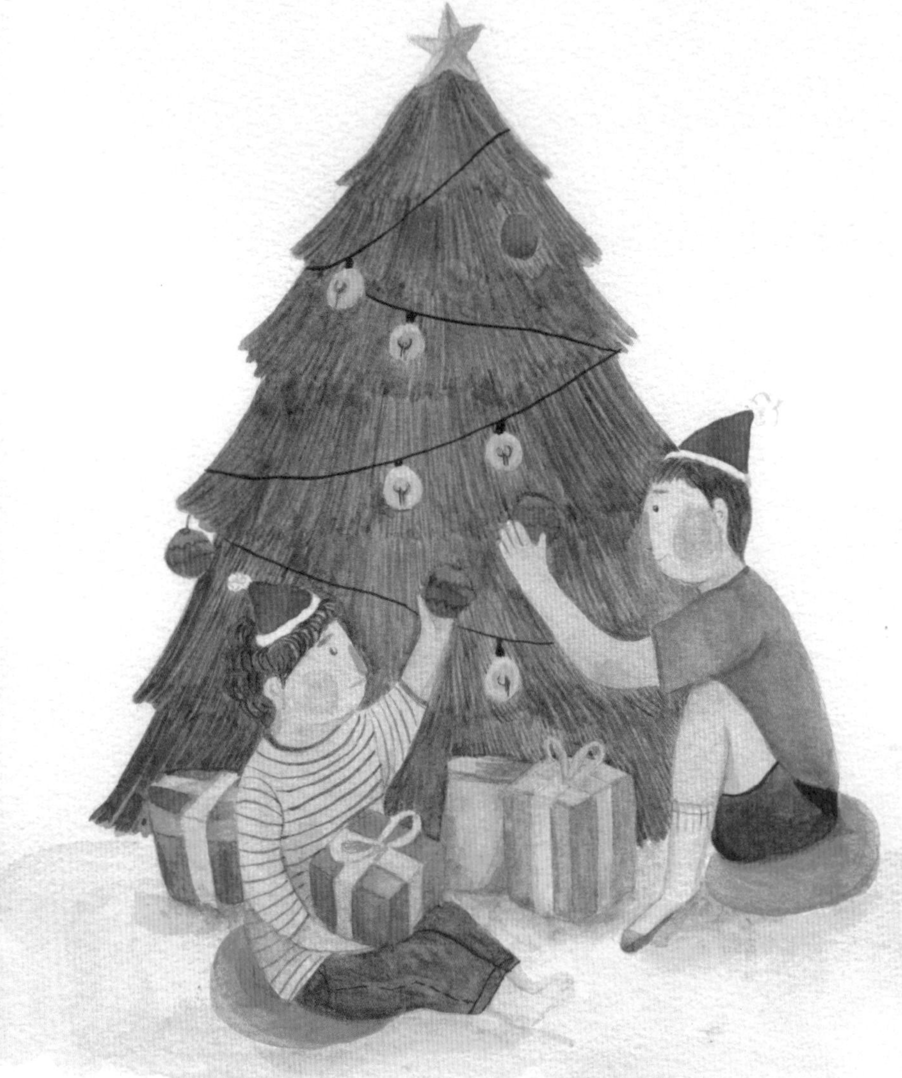

聖誕節後的第一次道別

過完在醫院的第一個聖誕節，我們迎來的不是麋鹿掉在路上的禮物，是我們在兒童醫院癌症病房第一個認識的孩子去當上帝的小天使。

醫院的護理師和醫師，為了孩子們在醫院的節日，都會盛大裝飾、準備禮物和表演節目。孩子住院生病已經很苦，遇上節日更苦，於是聖誕節、萬聖節都成了重要的日子。幾個晚上，護士、義工和家長，幫忙包禮物、點燈，孩子們那天還有聖誕老人！哈……是其中一個主治醫師裝扮的。

那天走廊擠得水洩不通，久病爬不起來的孩子也是一口氣坐輪椅出來。一群小小孩唱〈Baby Shark〉，大小孩打戰鬥陀螺，那個時刻，沒有人覺得自己生病。孩子說，過節要一起，我就從公司衝回來，當天是爺爺幫忙幾個小時。主治醫師看我還掛著公司狗牌，笑著說「你真的很孝順，這樣也衝回來」，陪孩子抽禮物、唱歌，還有跟喜歡的住院醫師和喜歡的朋友拍照。其中一張照片，就是一陣子後離開的孩子。

小寶貝是很美的男孩子，我印象中第一次住院的時候他和爸爸媽媽就在了，後來小安第二次住院、第三次住院他都在。小寶貝進出醫院很多年，前面幾年還算穩定，後來情況越來越多，一住醫院也都好幾個月不會下課。小寶貝要離開的前幾個晚上，我半夜工作的時候，都會聽到他病房傳來各種機器聲音、幫浦聲、大夜班護士急call住院醫師來看孩子血壓不夠的聲音，沒有孩子哭聲，因為孩子應該也是累到，不太哭出聲音了。

他離開那天，是下午，對，下午。所以大家都醒著，沒人睡著，整個樓層都安靜下來，只有關起來的房門裡面，爸媽不捨的哭聲和你看見媽媽悲痛欲絕的側影。

整個樓層，不說話，我們聽他們哭泣、看進進出出來告別的家人。整個樓層，孩子都被拉進去房間，不讓小孩太接近小寶貝的病房，這是護理師的體貼，給他們道別的空間；這是我們的逃避，離死亡太近、太近，大人都把房門關好，哄自己的孩子在房間不要亂跑，因為感覺死神還在走廊徘徊。一直等到再過兩天，小寶貝的媽媽回醫院辦一些手續，才有勇氣輕輕拍拍她，這是我們第一次發現，原來這裡真的是腫瘤病房，這裡是癌症的孩子，這裡有死亡，孩子會離開。然後你看見孩子的媽媽，你會害怕，有一天，你也這麼痛。

那天晚上，我還是跟小安說了弟弟離開去當小天使的事情。因為每個媽媽都在流眼淚、護理站也是哭成一團但還是很專業地交班，護士進來的時候每個人都眼睛腫鼻子紅，騙不了大一點的小孩。

小安聽完弟弟離開後，他沉默了好一陣子。

他問：「當小天使的時候，會痛嗎？」

我想了下，醫師會幫弟弟打止痛藥，很多止痛藥，會讓他睡著，盡量不要痛。

他再問：「那如果快去當小天使的時候，醫師會知道嗎？爸爸媽媽會提早知道嗎？爸爸媽媽有時間提早跟弟弟說掰掰嗎？」

嗯，會的。醫師會提早知道，不過有的時候，也會來得突然，弟弟的狀況，應該有提早知道，有時間先跟弟弟告別說話，說他們很愛他。如果這一天到了，他的爸爸媽媽都會在。

「那弟弟去當小天使後，會去哪裡？」

會去天上吧，我想，應該會有其他的小天使或神明保護他。

「喔，就像小爺爺（我的父親）保護我一樣囉？」

是的，孩子，是這樣的，就像小爺爺保護你一樣。

「那弟弟的身體會去哪裡？」

喔，這個好難回答。嗯，我們的身體會先放在一個地方，那邊很安全很安心，會讓弟弟的身體先休息，然後再讓弟弟放到一個他爸爸媽媽以後如果想他，會可以很方便去看他的地方。我們都需要時間說再見，那個時候會有很多愛他的人去說再見。

再停了幾秒。

「嗯，聖誕節我和弟弟的合照還在嗎？你要收好喔！」

好，我收好了，那張照片你手比著 ya，頭上戴著麋鹿角裝飾，弟弟穿得帥氣，點滴也帥氣地掛旁邊的那張照片，我留好了。

做工父親的背影

在臺大兒童醫院照顧病著的孩子大多是媽媽們，大部分孩子的家庭功能正常，父親專心工作，晚上探望或是週末上臺北，本來有工作的母親則會辭職或是留職停薪照顧孩子。再幸運一點的家庭，還有兩邊的阿公阿嬤，一起用力照顧這個孩子。有個好幸運的孩子——小睿，每次住院媽媽都在，爸爸每天晚上都會回醫院，奶奶和外婆都會一起來幫忙照顧，常常在醫院看到的都是這樣的組合。

婆婆媽媽們在醫院會彼此寒暄，有的阿嬤來照顧孩子的時候一定煮好吃的一大鍋粥，每間分食。有的媽媽則會一起討論，孩子們下次療程下課的時候，大家一起去哪裡走走。婆婆媽媽會幫忙買飯、交換信息，哪個孩子怎麼了，療法有沒有效，哪個醫師昨天心情好不好，哪個孩子又上了加護病房，最大的支持，是給彼此一點安慰、慰藉，媽媽們互相擁抱、哭泣後再回頭張羅生病孩子的需求，是這些在醫院一待一兩個月的媽媽們很大的支持力量。

第一個療程的後面幾個禮拜，我注意到病房裡有一個特別安靜的父親。一直只有他在照顧女兒。有時白天看到他，大部分晚上看到他，他頂著平頭，皮膚是長年在太陽下的黝黑。

爸爸總是斜揹著一個小包，小包很舊，牛仔色，但是顏色和爸爸的皮膚相反，是斑白還帶著鬚鬚，毛邊都出來了。穿著T-shirt，褲子每次都是束口運動長褲，只是很多時候，一邊褲腳高，一邊褲腳低，這都是我們這種每天在病房的人的褲腳。你陪病床久了，褲腳也就這樣一站起來，忙到自顧不暇，高高低低了。爸爸踩著我們的好友藍白拖，在病房待久了，藍白拖和紅白拖就是我們這些爸媽最便捷的好朋友，像我，我住院也都是一雙紅白拖。

孩子開始住院的時候，時常會跟這個父親在走廊交會，一直沒看到他照顧的女兒走出來。可能病況不好吧，孩子躺著舒服一點。又過了一陣子，會看到姐姐一個人扶著點滴在走廊慢慢走，爸爸不一定會在旁邊，但是你又會看到爸爸從外面買飯回來，那是在汗水下工作著的父親，終日體力勞動但是不多話的父親。

我幾乎沒看過母親，爸爸也很少跟我們這些媽媽們聊天，他一個人，洗衣服、買飯、照顧孩子。有一次，小安買了太多的甜甜圈，我厚臉皮地也送了兩個過去，不好意思地說，抱歉，孩子貪心，買太多了，大家幫忙吃。爸爸和姐姐微笑接過兩個。

我們的第三個療程，看到姐姐開始需要父親扶著出來散步。姐姐穿著開襟的病服，隱隱約約都會露出內著，有一兩次我還上前幫姐姐把衣服拉一下，姐姐太虛弱，爸爸太專注在扶住她，他們很努力想要多走動，多復原。我們還是，沒有說話。

再過一陣子，姐姐又不能出來了。點滴從一臺，變成兩臺，變成掛三臺的聖誕樹。做檢查，也坐不了輪椅，整個人用棉被包著，爸爸很安靜，斜揹著小包，和護士一起把姐姐平移到另外一張床，再推到樓下做大型的影像檢查，大半天後，再安靜地回來五樓，爸爸再和護士一起把姐姐從推床用棉被包好，平移到病床。

又過一陣子，姐姐的簾子都會拉起來。燈會開始調暗，護士開始輕聲細語，但是更頻繁地進出，你會嗅到不尋常的感覺，會知道，病況開始越來越差。主治醫師和爸爸的對話，隱約聽到：「她還有一口氣在，我就不會放棄她，但是她也要有意志，要有那一口氣在。」

即便如此，他還是安靜地坐在裡面，不會在走廊哭泣、不會在樓梯哭泣、不會在媽媽們每次看完孩子檢查後會哭泣的地方看到他。然後你再看到，爸爸還是一個人，頂著平頭、踩著藍白拖，穿著有汗的 polo 衫，和那個泛白的斜背包。進進出出，洗衣服、買飯、換床包。他還是不說話，他還是這樣，做下去。

有一天，我開始看到有穿著粉紅背心的看護幫忙白天的照顧，爸爸晚上過來。我想，也是要讓爸爸休息一下，不論是工作還是休息，他都需要喘一口氣了。這時候，你會替爸爸一起，喘一口氣。

到有一天，我醒來去倒水，發現姐姐的病床空了，床單都皺了。我還在想，出院了嗎？還是可以下課了？回頭看爸爸，拖著一個行李箱，粉紅色的，女孩愛的行李箱。啊，出院了啊，挺好的，挺過來了。爸爸還是拖著大包小包，沒有說話，靜靜地坐電梯離開。

回頭，我看見固定幫我們打掃病房的清潔公司弟弟在整理姐姐病房，我問了，出院了嘛？弟弟說，昨天半夜，去當小天使了。半夜，安靜，沒驚動太多其他的孩子，靜靜地走了。

啊，我好後悔，剛剛電梯口，沒給爸爸一個擁抱。他一個人來，孩子也體貼地半夜離開，兩個人都努力，但又不麻煩別人。那個背影，一個人走。我想，他也不會要我的擁抱，但是我還是很後悔，沒有跟他說，你做得很棒了！你是我看過最棒的爸爸！你做得很棒了……他應該要知道的，他盡力了，他做得很棒了……

當時爸爸離開的時候，小安在第四個療程，我們還沒見到太多的生離死別，他還沒一起送摯愛的小夥伴離開，我還沒有真正陪其他媽媽走過孩子最難的那一程，我們還沒經歷好幾百天的病痛，我們還不知道，原來爸爸在電梯那時候坦然安靜的離開，是一種釋然，是一種放孩子走，也準備好送孩子的體貼。

最後的愛，是讓孩子不要痛，放她走。難過留給爸媽，孩子沒有病痛地走。

你的孩子不是你的孩子

療程中，絕大部分看到的都是願意為了孩子做所有能做的家長，只要他們會好；如果不好，至少孩子不痛。

少有讓我們爆氣的爸媽，直到這個十八歲的大孩子。

大孩子進醫院的時候，腫瘤已經壓迫脊椎，影響膀胱功能。我們察覺到有這個哥哥在病房的時候，大部分他是有看護在幫忙，幫他移動身體，幫他處理所有因為不能自由移動帶來的問題。晚上會看到媽媽或者妹妹過來幫忙照顧。

依稀聽到護理師、主治醫師、住院醫師不停地和媽媽溝通，哥哥接下來需要啟動比較積極的化療，後續也需要程度不一的協助，不良於行看起來會是一個伴隨著的問題，拐杖、輪椅都會伴隨哥哥接下來的日子。但只要啟動化療，孩子至少還有活命的機會。

Surprise me! 媽媽一直遲遲不肯啟動化療，不肯。對，沒有聽錯，不肯。因為媽媽覺得，孩子變成這樣，她一個人照顧不來，孩子的父親和父親的家人都應該一起出來討論面對和協助她處理。可是他們已經離婚很多年了。啊，懂了，那個埋怨啊，反正要有人一起來處理就對了。

對，媽媽，很辛苦，一個人帶孩子很辛苦，我懂。但這是孩子的病，我們沒太多時間去埋怨，所嫁非人或是他們沒有顧到孩子，是，我懂，但是這是孩子爭分奪秒能夠用化療壓住癌症的可能，如果不壓住，沒有後面的討論了。這是你的孩子，不是別人家的孫子，要陪他這一段的是你，不是其他阿伯或是姑姑。這是我們的孩子。

但這也是第一次，我看到住院醫師的憤怒，我看到護理師的憤怒，和五樓媽媽的憤怒。在她們每天和孩子的癌症奮戰時，哥哥的狀態絕對還不到命該絕的地步，只要還有機會，都該開始治療。他們甚至絕望到想問社工室，有沒有可能介入，讓孩子有自己可以決定治療的機會，畢竟孩子快十八歲了，他能不能為自己說句話？

一旦開始治療，不要分孩子是誰的、誰要負責，你要就這樣覺得孩子是我的，我來！

孩子治療的中間很苦，可能會吃不下飯，你不要罵他怎麼都不吃，你跑那麼遠去買他想吃的，這沒良心的怎麼都給你吐出來，但他真的吞不下去。

不要因為工作、家庭或是醫院沒辦法兼顧，就和孩子說「要不是為了你」，或是「我都是為了你」。這個時候，孩子只有我們了。我知道這個很難，尤其大部分的照顧者需要兼顧生計，甚或家裡還有其他的大孩子小孩子，但這個時候，請專心地當一個陪病者，你有很多需要兼顧的事情，但孩子只有你。

我們可以跑來跑去上班或是打工，但只要你在醫院，請努力不要累到睡著，陪孩子說話，陪孩子體驗他在醫院的每一個時刻。

其實孩子都懂，孩子是勇敢無畏地接受治療，還是每天焦慮憂愁擔心治療，我真心相信，都會對他們治療的心情和反應有影響的，癌細胞無比狡猾，但可能會更害怕勇敢無畏的孩子。我們跟孩子一起勇敢專注，孩子的痛，會少一點，因為你們很多時間會一起在病房笑，也許會哭會難過會痛，但擦乾眼淚還是會笑，因為你們還在一起。

你的孩子不是你的孩子而已，不是你忽然覺得你一個人顧不來就能放下的牽絆，他也應該可以有自己說他想要活下去的機會。

我看過媽媽和癌末的女孩討論，你要不要急救？你要不要插管？我看過另外一個癌末的女孩，跟媽媽說，媽媽你不要擔心難過，我的朋友們都在那邊等我了，我會有人陪伴的，我沒事的。我看過戰友哥哥跟媽媽說，他不需要臨終的宗教，他沒關係。

我沒看過，不想辦法救的。我沒看過，不問過孩子你要不要活的。但是，後來我也再也沒有在病房看過這個哥哥和媽媽了，再也沒有。

衷心希望，哥哥只是換了家醫院，到更方便的地方治療，所以不得不捨棄最好的臺大。

我如此希望，但也不敢開口問他們怎麼了。悲傷的事情夠多，不想再加上憤怒了。

唱著歌會忘記痛

小安這次回醫院住院檢查，旁邊病床有個八歲的孩子。

我們住院第一天，孩子整天不在床上，爸爸媽媽阿公阿嬤都來陪他，但是他和隔壁的孩子玩到瘋掉，一刻不得閒，五樓滿層跑。當時我還在想，這孩子狀況還不錯，只是有點吵，不過有夥伴很好，一起住院的孩子就是需要有一起住院的小夥伴，治療的路很長很辛苦，有小夥伴會忘記痛苦。

住院的第二天，孩子留在床上的時間多了點。我以為是隔壁小夥伴出院的緣故，沒想到孩子開始有各種疼痛。說不出精確位置的骨痛，孩子需要止痛藥，護理師和住院醫師忙進忙出，在跟孩子商量先用口服藥，晚一點再點滴。我才知道竟然已經需要用到嗎啡止痛，要用到嗎啡止痛，是有多痛？

當晚十一點多，大家要熄燈睡了，孩子的爸爸也累了睡了，隔壁孩子開始唱起歌，不是那種很大聲地唱歌，但你聽得到小小聲自己唱給自己聽的歌。半夜，我依照往例帶著電腦到護理站工作，但孩子還是在唱歌，歌聲已經很累，他還是唱著歌。小安後來早上醒來，半埋怨半玩笑地說，隔壁弟弟一直唱歌，我夢中也都唱起歌來了。

住院的第三天，孩子骨痛、央求給他止痛藥的次數越來越頻繁，我才驚覺好像不太對勁，這孩子的病況不是我想得那麼簡單。護理師來幫小安量體溫血壓的時候，我壓低聲音問了我的懷疑。

「是 bone meta 了嗎？」

護理師點了點頭。神經母細胞瘤治療到一半，中間期中考做影像檢查，發現腫瘤快速地復發（relapse），而且刁鑽地跑到骨頭。我表示知道了之後，啊了一口氣，很深很深的一口氣，我跟小安說，我去地下室摩斯漢堡幫他買早餐。

我需要一個人靜一下。

我在摩斯漢堡等早餐的時候，一度覺得胸口被壓得好重好重不能呼吸，不能呼吸啊，怎麼可以，讓八歲的孩子就bone metastasis（骨轉移）了呢？老天爺啊，怎麼可以？這幾年在醫院，我很少這麼憤怒，但這個痛不該給孩子，我真的很憤怒。

所謂的癌症骨轉移，就是癌細胞隨著血液循環轉移到骨骼裡。所有的癌症都可能發生癌症骨轉移，其中，又以成人攝護腺癌、非小細胞肺癌、乳癌、多發性骨髓瘤這四種癌症的患者為高風險族群。在我過去的知識裡面，骨轉移是大人的病，是老人的病，這不應該是一個元氣滿滿的八歲孩子的病。

那個痛，椎心刺骨，甚至就像孩子描述不出來位置一樣，會變動，會蔓延。孩子怎麼還能元氣滿滿地在病房玩耍奔跑？

隔著粉紅色的布簾，我們聽到白天照顧他的姑姑讓他對著他的藥說謝謝，姑姑對他說，我們要謝謝藥它才會更有效。姑姑還是帶他做功課，帶他念經，在嗎啡生效到下一次還需要注射的中間，他是個穩定開心的孩子。

那天晚上，我心裡認真對著我們做過的 MRI，CT 和 PET 儀器說謝謝，謝謝你們讓小安檢查順利。

住院第三天晚上，孩子還是唱著歌。他痛到睡不著，一晚上唱著歌。夜半我拿著電腦出去工作的時候，忍不住，也跟著哼了一會兒。

孩子，請好好地，繼續唱著歌。我們下次住院希望再碰到你，晚上，再聽你唱歌。

戴著神聖盔甲離開的姐姐

「小萱姐姐來了嗎？」小安每次住院都會問護士阿姨和我們。

小萱姐姐是病房的大姐頭，只要有她在，孩子們都會圍繞她打轉。小安玩《傳說對決》在醫院的第一組隊友，就是小萱看他一個小鬼頭很無聊，找他報隊。那天晚上，他們兩個在護理站借了一角，「傳說」要五個人，另外三個人其中一個是當時轉到臺北榮總，另外兩個網路報隊的。小安往什麼東區第幾奎倫的遊戲起點，從這裡開始。

骨肉瘤。

小萱本來是能跑能跳的好手，第一刀下在膝蓋，一道小腿到膝蓋、到大腿上的疤，是一切的開始。後來幾次轉移到肺、心臟，這是骨肉瘤的可怕之處，這個瘤，不會停在那一刀希望終結它的地方。姐姐有一次說，她開刀六次了，怕什麼。但我知道，姐姐害怕，姐姐害怕因為她很愛她的家人，不說話、嚴肅但很多愛的爸爸，見人總是笑臉還會擁抱人的媽媽，大哥、二哥、大哥的女友還有她好多朋友，姐姐的害怕，是離開，不是真的身體的痛，起碼到今天，我是這樣相信的。

小萱在的時候，小孩們會自成一個臺大兒童醫院網咖，對，然後護士們會睜一隻眼閉一隻眼，不要到晚上十一點多，護士不會趕人。孩子們會圍在小萱的病床，一個圈圈，一人帶一臺點滴，媽媽們挪出位子讓每一臺點滴都有充電插座，每個孩子都連得到網路，他們會在《傳說對決》的世界裡，忘記身體的痛、忘記明天要打背針，忘記後天要開刀，忘記很多事情。

小萱會關心每個孩子，大孩子小孩子，大小孩會跟著她進進出出，她還能拿拐杖走的時候，孩子們跟她慢慢走。拐杖拿不動了，要坐輪椅了，孩子們會推著自己的點滴，然後推著小萱一起在病房巡視散步。有一個晚上，一個小女孩要去當小天使了，

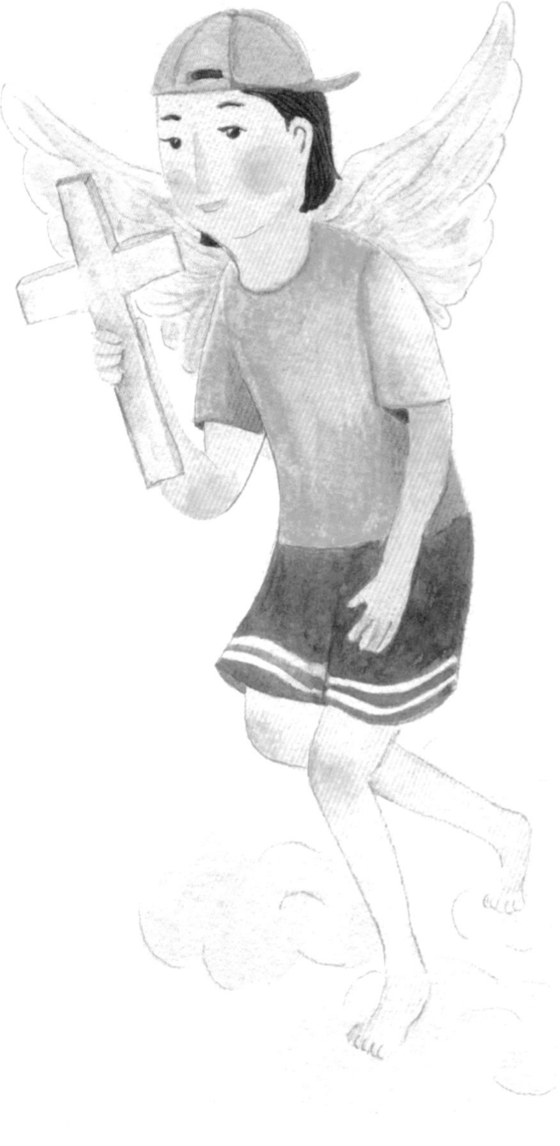

那是小萱姐姐在醫院這一兩年，看著長大的小女孩，小女孩的母親是他們《傳說對決》的其中一個隊友，小女孩離開那個晚上，孩子們推著小萱姐姐在走廊不肯走。他們知道，妹妹的母親需要一個人哀悼的時間和空間，但他們也放不下小妹妹，他們一直望著那扇門後，一直在想，怎麼能夠躲過護士阿姨們的阻止，去安慰媽媽。

這就是小萱，她讓在醫院的孩子，不害怕，因為有她。

上面這些話、這些片段，我是在小萱的告別式上，小萱媽媽請我和嘉義天主堂看著小萱長大和離開的摯愛親人、教友們說幾句話送她。小萱走得也不知算不算突然，骨肉瘤一再肆虐，刀開了又長，刀再開了再長，藥換了再換，腫瘤還是長。你說孩子自己和家人有沒有心理準備，我們不知道。但當時離開，確實措手不及。我想之所以沒有心理準備，是我們太不想要她這樣離開。不過後來媽媽跟我說，孩子離開的時候，和家人在一起，和最愛的哥哥在一起。

我問了小安，你要不要送姐姐一程？

當時我們正完成一個療程中間的休息，小安其實很累很累，白血球很低，要準備接下來的放射線治療。他沒有猶豫，要去，只是他不知道，這一趟，我們要去嘉義。

姐姐是天主堂長大的孩子，全家都是虔誠的天主教徒。我們一早臺北出發，搭高鐵到嘉義後，換接駁車，再換計程車，才到天主堂。一路，孩子接駁車上站著，很累很熱，一度嘴唇發白，接駁車上的一位婆婆讓位給我們才撐得到送姐姐的地方。原來，姐姐每一次要從嘉義上臺北治療，就是這樣的陣仗和舟車勞頓，姐姐和拐杖、輪椅，這一路，太為難。

小安在告別式中，很安靜，但是後來也是沒耐心，看起 iPad。等我上臺分享時，小萱媽媽是這樣介紹我們的——一起治療的朋友，小安和小安媽媽。

天主堂裡的朋友們才發現，坐在那邊的小光頭，還在化療中。我一開口，完全沒辦法說任何一句話，唉呀，我在上海可是一次可以跟幾千人演講的人，但看著小萱爸媽，我那句話，就是眼淚鼻涕卡了幾秒鐘。

我跟小萱爸爸媽媽哥哥說，謝謝你們，把她教得這麼好，這麼溫暖，這麼照顧每個跟她有緣相會的孩子，她多麼堅強地形成大家的核心。跟很少有機會在醫院的爸爸說，她很棒，她真的很棒。我帶了很多其他孩子和媽媽的卡片，給小萱。大家都謝謝小萱照顧了他們的孩子。

爸爸不一定能每週到臺北病房，但是告別式那天我才知道，爸爸很多週末，都會爬到很高的宜蘭五峰旗的聖母朝聖地，默默地一直到這個位於高處的天主教堂幫孩子禱告。哥哥在工作空檔、當兵休假時，也都會來陪妹妹。

我們一起住院的時候，小萱都會說她跟哥哥一起看哥哥年代的偶像劇。嘉義到臺北的另外一個家，是麥當勞兒童之家的住宿，原來，我們捐的每張發票，麥當勞真的幫我們實踐在很多我們照顧不到的地方。告別式那天，我看了影片，原來拄拐杖、坐輪椅前的小萱，這麼健康、陽光、搞笑但溫柔。萬能的天主，有祂的安排，帶走她，也給她神聖盔甲，一路很多小天使送她，無病無痛，奔馳飛翔。

回程，孩子累到在計程車和高鐵上睡翻。我一度很害怕，回臺北後會不會發燒，帶他走這一趟，會不會太勉強莽撞？

回臺北後，小安問我，姐姐每次都這麼累嗎？小萱媽媽每次也都這麼累嗎？回去也這麼累嗎？他想了一下，我們討論後決定，以後每年，他的生日禮物，就是媽媽幫他各捐一萬元給麥當勞兒童之家和兒童癌症基金會，他們會幫我們，繼續幫助其他像姐姐一樣的人和媽媽們，大家都要一起，在不方便的時候得到眾人的幫助和祝福。

後記：

小萱媽媽說，好難走出來。除了媽媽，爸爸也還在很深的思念裡面。走出來，談何容易。但我們相信，小萱在天主身邊，很多同期的大女孩也都同聚，他們很好，等待親人天堂重聚的那天。

雲上的阿里

阿里是隻已經到天堂的小綿羊，一心想回家讓媽媽快點重拾因為失去牠而消失了的活力和希望，於是小阿里把身上的毛剃光做成繩索，一路從高高的雲朵上垂降回家，媽媽雖然看不到阿里，但感受到牠在身邊的溫暖，好像阿里又重回媽媽身旁一起生活，媽媽忽然想起擺在一旁編織到一半的毛衣，幫阿里打了一件全新的毛衣，媽媽重新有了生活的重心，阿里也就放心地回天堂去，穿著媽媽編織的全新毛衣，繼續牠小天使的旅程。

這本繪本，我之前並沒有機會閱讀到，自從有一次不小心看了《活了100萬次的貓》哭得半死之後，我再也沒勇氣看任何繪本，我發現繪本不都只是給孩子看得開心的，不得了的童書，會有陷阱。

後來，是在跟小女孩說再見的時候看到爸媽放了影片，我想這不只是繪本，也是很多爸媽在失去寶貝之後，期待孩子回來一見的心情。

兒童癌症之所以難，是因為兒癌的極端。要不孩子是比較清楚的癌症，有清楚的治療方案，這些方案至少給你一個機率，雖然還是機率，但你多了一咪咪的信心；要不孩子就是非常少見或醫治困難的癌症，目前沒有清楚的治療方案，什麼都可以試，卻又什麼都不是太有信心，因為沒有累積的成功案例，就沒有一個數字或機率給醫師和你。

放手，是最難的討論。絕大部分的爸媽，不會那麼快，放手。對，也許旁人不捨爸媽和孩子，都希望他們放手，但在孩子病著的時候不會有人說出來，不會有人敢說，我們不要再繼續試試看，後面不會再有奇蹟。

小女孩的爸媽，在病情剛剛診斷，輾轉換醫院再確診後，我想他們心中已經有可能的結局，這是個來勢洶洶的內分泌癌症，是你怎麼開刀、它怎麼回來的癌症。這是目前沒有太多資料、沒有太多成功案例的癌症，這是臺灣現在沒幾個孩子有的癌症、這是臺大醫院現在你樓上樓下找不到其他病友的癌症，這是你甚至連搜尋網路都沒看到幾個病例或是分享的癌症。

好，如果一開始你就知道是這樣了，你會怎麼做？

認識這對爸媽幾年後，我才敢好好想這個問題，因為很痛，甚至害怕，所以我不敢想。我不知道如果是我，我有沒有辦法像他們一樣努力到最後一刻？有沒有辦法一點點放棄的念頭都沒有，停止和醫師一起找不同的治療？

我有沒有辦法一年多以醫院為家，進進出出，把病房布置得跟兒童樂園一樣，讓孩子儘管知道這麼痛，還是在一個安全有愛、溫暖的另一個家，而不是冷冰冰的病房？

我不知道如果是我，我能不能在每次看完檢查結果不盡人意之後，或是孩子一直進出加護病房，大哭一場擦乾眼淚，還可以陪孩子玩蜘蛛人的遊戲？我有沒有辦法陪孩子去做放射治療的時候，因為孩子太害怕一個人躺在直線加速器裡面，但是媽媽沒辦法陪她進去，媽媽在家屬等候區大聲地唱兒歌讓孩子在裡面聽到，一唱唱十五分鐘，唱到整個放射治療室等候的其他阿公阿嬤和她一樣傷心？

我有沒有辦法，自己需要做手術，但是手術前後唯一掛心的只有孩子，人在醫院的兩端，跑進跑出？

我不知道耶，他們做的好多好多，雖然沒有人知道這樣的努力是不是真的延長了孩子的時間，還是根本改變不了上帝本來就設定好的時鐘，我不知道，但至少，不會後悔，沒有為孩子盡一切的努力等待奇蹟，不會後悔，我們不會後悔吧！

小女孩媽媽跟我說過，我是她在醫院的第一個好朋友。她做的每個決定，我都會挺著她的肩膀，戴上我專業自信的面孔說支持她的決定，說：「對！就這樣吧！」她明白每次問我這樣做好不好時，我知道她只是需要我的支持，也發現我每次都吞下我想要說出的所有專業，因為這時候不需要另外一個專業告訴她「我覺得這樣幫助不大……」

她說，後來轉頭她也發現，我和她一樣心疼，知道這樣努力的結果，跟她一樣害怕，但我總是假裝堅強地在她面前，給她最大的支持。

我很想跟這對爸媽說，他們才是給我力量的人。

他們讓我看到，我們不能吃後悔藥，不要在好多年後一直想，當時如果我多做什麼就好了。盡力做，什麼能做的我們和醫師一起努力看看，也許有一天，真的會有另一對父母學他們這樣做，真的等到奇蹟。

謝謝你們和妹妹給我力量，也謝謝你們給其他的爸媽希望，一定會有人，等到奇蹟！

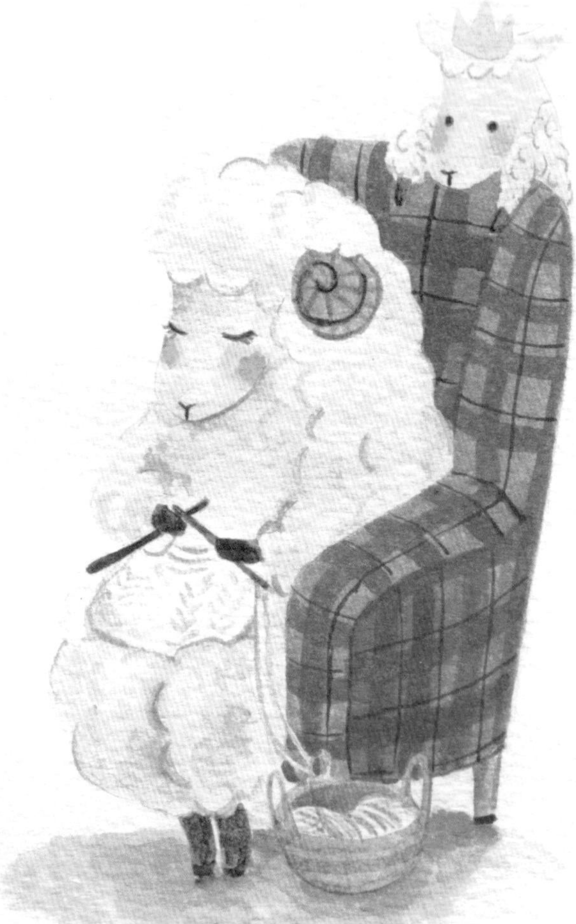

大女孩的夢想

化療其中一個副作用，頭髮會掉光。有時候想想，都不一定活得下去了，管有沒有頭髮幹嘛？

對我們家的小男孩來說，這個更不是問題。頂著光頭，不會熱，也不用洗頭，嚴格來說我們住院也從來不洗頭，我們奉行住院盡量不碰水的原則，媽媽和小孩都很害怕水碰到人工血管而感染。

大女孩不一樣，尤其對漂漂亮亮進醫院、進出醫院一兩年的大女孩而言，這不一樣。

走廊偶爾有一兩個大女孩，會戴著漂亮的假髮一起進出，一開始沒注意，後來才會發現是來治療的大女孩。

小柔應該要念國中、高中的年紀，每次住院都會把耳環戴好戴滿，看女孩們還願意打扮，其實是開心的，病房苦痛太多，大家都美美也很好。

大女孩們有大女孩們的生活圈，一開始圍繞著小萱，大夥上課時間接近，每次這群大女孩們都會是護士阿姨們最不擔心的一群，她們彼此支持、一起打電動、一起追偶像。

有一次小柔去南陽街上的光南大批發，買了《偶像練習生》的選秀海報，在護理站開心地跟阿姨們分享。護士阿姨每個都不知道這海報上的小男生是誰，只有路過要去倒水的小安媽媽——本人我，叫得出來他叫陳立農，是個臺灣孩子。

小女生眼睛一亮，覺得小安媽媽真是太時尚、太上道。殊不知小安媽媽好歹也在上海六、七年，我還是會看看新聞、跟上討論，不然完全沒辦法和年輕的同事打交道。

從此以後，小柔會特別關注小安媽媽的一舉一動。住院的時候，有時候我必須跟國外的同事或客戶開線上會議，如果病房的孩子在治療或睡覺，我會捧著電腦在走廊，找一個有得插電的角落，戴著耳機坐在地上把會開完，小柔看到我講英文，眼睛又亮，她以為我有出國念書過，我告訴她：「沒有耶，我是土生土長的土博士，你可以先看電視練習，我以前很愛看《Friends》。」小柔說，等我好了，小安媽媽你教我英文，我一口答應。

有時候，我會出門開會，化好妝、穿個簡單的套裝出去再回醫院，小柔看著我踩高跟鞋，眼睛又亮了，問我：「上班很難嗎？我功課不好，以後可以去小安媽媽公司打工嗎？」當然可以，來，都來，歡迎打工，我們都會從頭教。

小柔的腫瘤在卵巢，開了刀之後，發現小柔的體質會對很多藥物產生抗藥性，意思就是說，用什麼藥都會抗藥，用什麼藥一陣子，都會沒效，用到最後，什麼都沒效。

幹細胞移植本來是一個希望，但是在細胞移植前又發現肝臟轉移，那個位置不能開刀，只能做局部的栓塞治療，小柔不安地進了幹細胞移植室後，快一個月順利地離開，會說順利，是因為也有孩子在裡面九死一生，不一定能完成幹細胞移植的療程。但在幹細胞移植過程中，化療藥用得很重，每個孩子如果能順利離開，很多都會有色素沉積的問題，膚色變得又黑又深，大女孩出來後還是很不舒服，不好看的膚色更讓孩子擔心，幾個媽媽準備了一些護膚、SK-II面膜，跟大女孩說，沒事，用這些都會好，大女孩才在病床前，有點笑容。

後來，對，很多後來都是，腫瘤又回來。這次長得更多、轉移更快，沒有醫師願意再幫孩子開刀，因為那一刀，孩子可能沒有機會離開手術檯。

大女孩的媽媽，猶豫了。一路拚了這麼久，幹細胞移植都做完了，神明還是沒有給神蹟。大女孩媽媽篤信宗教，認為萬事必有因果，也許這就是孩子的因和果，媽媽接受了，女孩兒也如是想。

猶豫一陣子，再回醫院，女孩的狀態就不好了。雖然看起來精神奕奕，但腫瘤在肺、在肝臟、在骨盆腔，在很多地方。啟動安寧緩和的同時，主治醫師和媽媽商量，打算再來試試看免疫治療。

一天回醫院上課，走廊看到媽媽和大女孩。大女孩和媽媽在聊，要不要去插管把腹水抽出來比較舒服，在簽 DNR 不施行心肺復甦術的時候，母女倆在商量，要不要急救、要不要插管，大女孩斬釘截鐵地說：「只要會痛的，我都不要，其他都可以。不要讓我痛。」我在旁邊，靜靜地聽，靜靜地看著勇敢的大女孩。

對，不要痛，什麼都可以。我記得小安每個療程，他也會跟我說一樣的要求，不要痛，其他都可以。

女孩走的時候，應該還是很痛。整個過程，最後疾病並沒有讓孩子乾脆睡著，而是讓大孩子很清醒地經歷了一些疼痛的過程。但是至少，走了這一關，接下來，沒有病痛。

大女孩離開那天，五樓的媽媽都來不及安排住院的孩子和工作，沒辦法陪媽媽一起送女孩離開，我們決定給女孩一張卡片，讓她帶走。

我選了好久，選好後跟媽媽們說，我們用這幾張吧。這些是大女孩的夢想，這一次沒有辦法實現，但下一次，下一次，對，下一次，她一定可以實現。

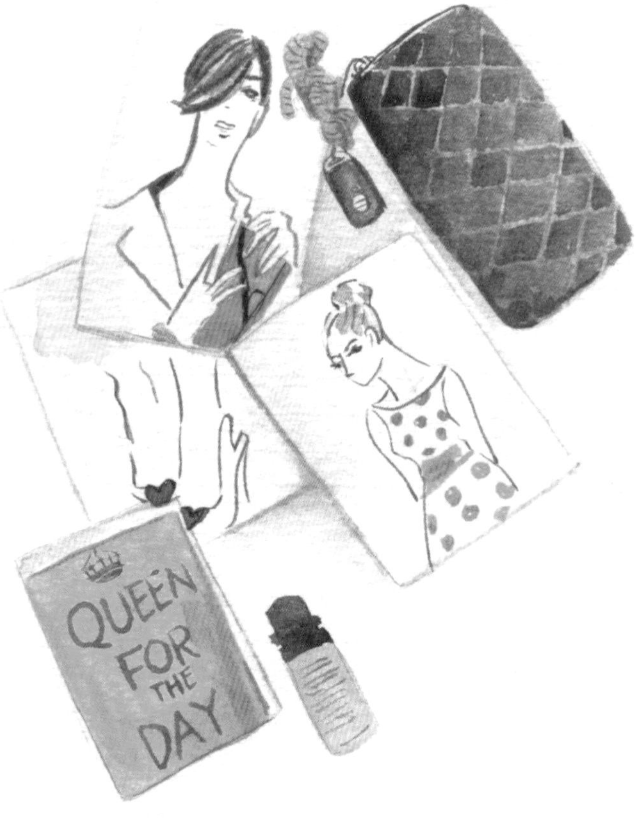
QUEEN FOR THE DAY

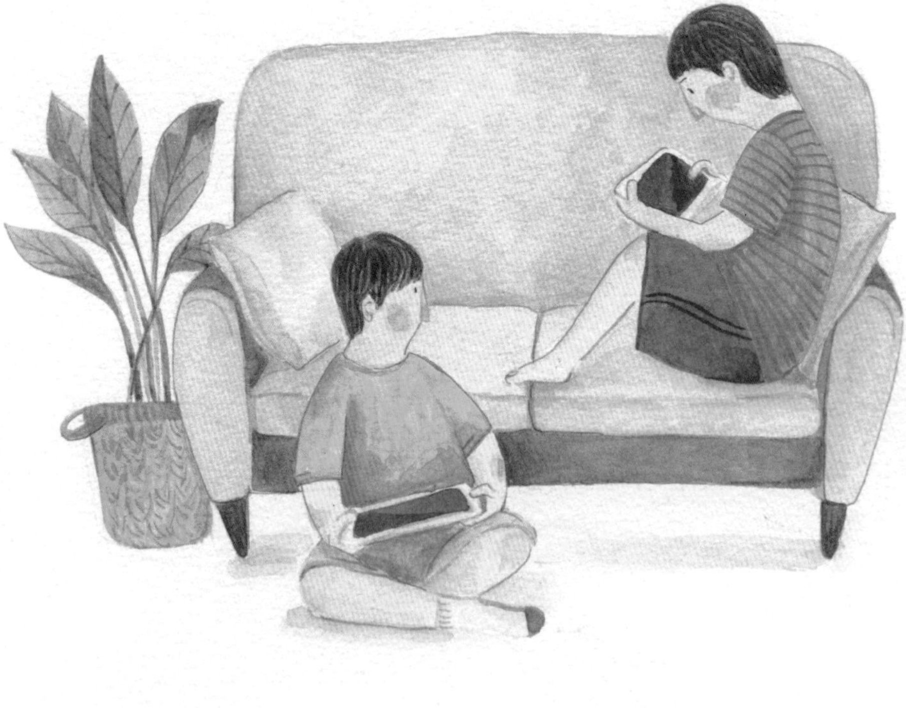

不想說再見，我們最愛的戰友哥哥

我跟小安之所以稱他是戰友，是因為他們確診的日期只差了幾天，同一個主治醫師，治療期間上課下課時間幾乎一樣，玩的電動一樣，一人出院的時候會跟另外一個人線上玩，孩子們都下課的時候，幾個家庭會想辦法讓孩子像正常孩子一樣，我們爬很不陡的山，我們到某一個人家吃火鍋，到另外一個人家烤蛋糕。

之所以是哥哥，因為他只大小安兩歲，卻包容了他所有在玩電動的跋扈和霸道，他照顧了小安，也照顧了病房很多的小小孩。

戰友哥哥的媽媽一開始問過我一個問題是，為什麼小安可以，戰友哥哥不行？這是一個很心碎的問題，因為我很希望小安可以度過的難關，戰友哥哥也都可以，我們很愛很愛戰友哥哥，他就是一群媽媽們心中最想要家裡有的那個體貼的大兒子，貼心溫暖照顧其他的孩子。

本來診斷是生殖母細胞瘤，後來發現是伊文氏肉瘤，在幾個療程效果不好後，推翻了前面診斷的確診，骨肉癌的一種，也是困難的那一種。

他們是我見過最勇敢的父母，這個病臺大兒童醫院沒有太多前例可問，沒有太多一樣疾病的孩子父母一起抱著取暖或學習經驗，還要照顧也在念小學的弟弟，但沒看過他們想放棄的時候，你捕捉得到傷心，卻不會看到他們有絲毫想放棄的念頭。

記得一開始一起住院，戰友哥哥需要動一個刀，把肋骨附近的腫瘤切除，也要移除部分肋骨，那個刀開了好久好久，小安一晚上拖著點滴直往六樓手術室、等候室來回跑，想看看手術結束了沒。那個手術開到晚上十一點多，小安後來確定手術結束後回病房，他假裝睡著，但我知道他擔心。有一次，又一個手術，這次更久，我們已經出院回家了，聽到戰友哥哥媽媽說手術還在進行，我們母子倆開了車也是衝到醫院，陪他們在六樓手術室外面坐了一下。這次之後，小安堅持長大不要當外科醫師，他嘟嚷因為幫哥哥開刀的外科醫師也是他自己的外科醫師，每次的刀都越開越久，他覺得太累了。殊不知越開越久，也是因為越來越難。

當一個又一個治療啟動，又一個一個的失敗，再啟動新的治療，再一個一個失敗，我們知道可能要迎來不好的消息，但是沒有人要放棄，爸爸媽媽和醫師，沒有人要放棄。連到了進入安寧治療的階段，要簽 DNR，要簽放棄插管急救的時候，我記得的也只有媽媽堅毅的嘴角和眼神，不要讓孩子痛的決定，有淚，但是你知道她很堅強，她知道要為孩子做什麼。

這個時候我停下來回頭想，我都記得他們在努力的那個部分，但是治療中的那些苦痛、給孩子的折磨、進出加護病房的痛，我都不太記得，又或者，我不太想記得了，我們想記得的是孩子努力的過程。

接近戰友哥哥離開的時候，正是新冠肺炎（COVID-19）剛開始，最嚴重、醫院管制訪客最嚴格的時候，我後來想想不失為好事，正好給他們一家人最安靜的病房，沒有太多喧擾，沒有人聲雜沓。要離開前，媽媽們的 Line 群組異常安靜，你會知道，好像那天到了，媽媽沒有回報孩子狀況，也沒人敢問戰友哥哥怎麼了，那個夜很長，第二天就收到了孩子離開的消息。哥哥離開的那個傍晚，我跟小安說，我要跟你說一個不好的消息。小安問，是戰友哥哥嗎？我點了點頭，他說「你可以不用說，我知道了」。在車上，他沒有哭，但也沒有再說一句話。

離開前，孩子會被問要不要宗教儀式。有的媽媽讓孩子受洗，因為她要孩子一離開就有很多天使圍繞他，一路到天上不孤單，而不是佛教說的，人離開還有三魂七魄，其中一個魂魄會孤單流浪。戰友哥哥說，他不要，他覺得宗教是心理安慰的，安慰那些活著的人的。

那年過年的時候，我走了一趟大龍峒保安宮，我是基督徒，不在廟裡拜拜很久了，我不知道要怎麼繞香爐、怎麼許願、怎麼拿平安符，但是我還是硬著頭皮走了一輪，一來謝謝神明讓小安又過了一個年，一來想幫戰友哥哥拿個平安符，求了個籤，但那個籤詩不用解讀光用看的就知道奇差無比，我不敢跟戰友哥哥媽媽說我求了這個籤，一路我從保安宮走路到臺大醫院給他們平安符。後來想想，他說得沒錯，宗教安慰的是我、是他的媽媽，不是他。

告別式前，爸媽發現沒有滿意的禮儀師可以主持儀式，可以溫暖地送戰友哥哥離開。我自告奮勇接下了這個工作，因為我是戰友哥哥最喜歡的 Karen 阿姨，他喜歡 Karen 阿姨甚於小安媽媽這個名字，因為跟小安玩電動有時候真的太盧，他都為了 Karen 阿姨在忍受小安（媽媽後來說的）。

戰友哥哥最愛看我的變裝秀，從一個蓬頭垢面的病房大媽，五分鐘快速化妝、上眼線、穿套裝高跟鞋去上班，他喜歡 Karen 阿姨是大老闆，有祕書（他覺得有祕書是非常了不起的事）；喜歡 Karen 阿姨家的紅酒櫃。在他沉沉入睡前兩天，他都不忘提醒他媽媽要告訴Karen阿姨，不要因為有新的伴侶後對小安不夠好，他擔心的那一天，我和男友登記結婚，小安和我們一起去了戶政事務所，監督全程，至於我跟我的另一半、新隊友，是另一段故事了。

然後他知道，他每一次狀況不好要找藥的時候、要找基因檢查的資源時，Karen阿姨都在幫忙張羅，他喜歡Karen阿姨，他知道，Karen阿姨也很愛他。

告別式中，每個認識戰友哥哥的人們分享了他們眼中的戰友哥哥，就是個體貼的孩子啊。臺大社工賴老師說，也許戰友哥哥比在場的每個人都準備得更好，來面對死亡，面對這一天。

在五月天的〈突然好想你〉音樂中，小安突然忍不住大哭，哭到全場看著他，不知怎麼安慰他，但是他邊哭，你就開始聽到每個愛戰友哥哥的人也開始大哭。大家都跟戰友哥哥一樣，太體貼，忍著太久，是該好好哭，不想說再見，但是好好哭，好好送他。

到 Karen 阿姨家開紅酒櫃，等十八歲的時候來喝酒，現在是戰友哥哥的弟弟許下的新願望。我們好多個孩子的家庭，一起守著這些孩子，離開的、還在對抗疾病的旅程中的、在固定檢查做好最多準備等疾病可能回來的，還有家裡健康的孩子、新的成員，我們都會守著，然後繼續努力地往前走。

五樓媽媽的 Line 群組

一開始這個群組，是同梯的媽媽們為了彼此幫忙中午互相買飯，或是 cover 洗衣機使用順序設立的。媽媽們需要互相 cover，有時候孩子狀況很差不允許她們離開半步，但是還是要有人幫忙買中餐晚餐。我們開發了南陽街、館前路所有能吃的好吃的，再往前開發到臺北車站地下街，後來這幾年開發離醫院近的 Uber Eats 或 foodpanda。

後來，我們群組有固定的四個媽媽。療程中的前兩年，都能保持至少兩到三組人一起住院的緣分。住院的時候，孩子可以一起玩或打電動，我們則是可以輪流分送水果或是小安愛亂買的甜甜圈。

戰友哥哥的媽媽最溫柔，是很多小孩心中媽媽最理想的樣子；有的媽媽很會安排小朋友治療中間要去那些地方玩，是各地飯店擔當；我是醫學知識擔當，還有亂喊加油擔當，負責在大家快撐不下去的時候，喊出「我們沒問題的」、「我挺你所有決定」，亂喊衝啊的那個；有的媽媽則是最穩重的那個，我每次衝動了之後都會把我拉回來。

群組到今天，四個孩子有兩個遠行相伴，但我們還是在一起。

媽媽們要帶孩子住院的時候，會確認我們住院的時間看有沒有機會碰到一起。其中一個孩子的姊姊很乖，每次都會跟著媽媽陪弟弟住院，媽媽都會跟姊姊說，好好念書，以後可以跟 Karen 阿姨一樣幫助其他人。孩子目前療程結束，和我們一起走在追蹤的路上。

戰友哥哥媽媽要去山上看戰友哥哥的時候，會問我們要不要一起去，在觀音山上吹著風，看著戰友哥哥的豪宅，然後大家一起下山到山腳下的土雞城，聊聊戰友哥哥，聊聊其他的孩子，聊聊媽媽的工作，聊聊媽媽現在在捷運路上，還是會有忍不住哭起來的時候，然後再笑著說，戴口罩一把鼻涕一把眼淚哭得很狼狽，都會嚇到捷運的路人，但是還是會堅持想戰友哥哥的時候，把它哭完。

有的媽媽一開始想要把離開的孩子生回來，後來迎來了生命另外一個寶貝，群組媽媽們知道這個消息是一起在 Line 上哭起來的。媽媽有時候說，她這次又帶多少玩具，多少孩子愛吃的東西去看她，她常常數著，天上一天，地下一年，她可以多快再見到寶貝女兒，對女兒的愛不會消失，但也會帶著小姐姐的分量愛著其他孩子

每次小安檢查看報告，她們比我緊張。幾次半夜急診我送孩子回來醫院，她們也撐著睡意陪我等急診報告，只有走過這段路的人才知道，這種未知的害怕，是一輩子的害怕。

而這個本來四人的群組，會往外延伸分支，無限變大。

有的媽媽和安寧照護團隊的護理師很熟，我們碰到覺得需要他們提早幫忙關心的

小夥伴，會延伸請他們幫忙的群組，護理師覺得有我們可以幫得上忙的地方也會想讓我們知道。

誰聽到哪個媽媽可能真的付不出孩子接下來的醫藥費，基金會的幫忙又還沒到位的時候，會延伸出一個群組去打聽，還差多少錢，我們要怎麼幫忙的群組。

有好吃的當季水果，會四人份地寄送。多買了好吃有名的糕點，其中一個爸爸會當司機帶著媽媽們一路臺北巡迴，內湖、板橋、新莊和信義區，一站都不漏掉。

媽媽們常常跟我說，沒有我給她們信心勇氣，她們走不過來孩子要離開的過程。

但我還沒機會跟她們說，謝謝她們讓我不孤單，讓我知道我不是一個人在這邊奮鬥，謝謝她們願意讓我雞婆地幫忙，讓我覺得我念那麼多書或者我相關的工作，有幫上一點點的忙。

無時無刻，我們不想念著孩子。聽到想念的歌，去到一起去過的餐廳，還有曾經講過的笑話，在每次的聚會碰面裡，眼淚都這樣和著笑。後來的住院只剩我們，我也開玩笑地說，你們不在醫院，我好無聊，但是我們絕對絕對不要再在醫院碰面了，絕對不要。

我們也就這樣，連帶著那些到天堂孩子的分，活下來。孩子一直都在，只是遠行。

Chapter 3

期中考，畢業考

地震中的背針

小安的療程中，每一次都要打背針。

背針是要把抗癌藥物打到孩子的脊髓鞘內，有的腫瘤細胞會轉移到腦裡，腦本身有血腦屏障，一般周邊血管化療藥是進不去腦子的，所以必須從腰椎穿刺，抗癌藥物就可以隨之在我們脊髓封閉系統裡面的脊髓液循環，消滅躲在腦裡的癌細胞。

腰椎穿刺，顧名思義，要拿個什麼東西穿刺。脊髓液在我們的脊髓鞘裡是固定的容量，不能多也不該少，所以要打藥進去，你一定要先抽一些液體出來，藥打之前會抽多少液體？那個月負責打背針的住院醫師技術好不好，你永遠不知道。

要進行背針前，一定要麻醉，孩子要睡著，不然下針一痛，孩子一動，那大針頭在孩子脊椎偏個幾毫米，就危險了，你不知道會不會刺到神經，但是因為是一個很短的治療，孩子不能被深度麻醉，不然很難醒，抑制呼吸也是危險，所以孩子要維持一個很好被麻醉的狀態，一麻就倒，不然中間會醒，麻醉藥需要加，也增加操作危險。麻醉藥不能太多，一多，孩子醒來以後會吐得很慘，又因為孩子是趴著，很容易嗆到，你如果趴著吐，會害怕嗆到氣管，再有其他的問題。麻醉醒了的吐很慘，因為前一天晚上禁食，會一直吐胃液。

打完藥以後，孩子要躺六個小時，對，六個小時平躺，趴著一到兩小時後，要轉正面繼續四小時，不然脊髓液的壓力會改變，會有神經痛的副作用，腰、下肢會痠痛很久，輻射痛、穿刺痛、頭痛。

會寫得這麼詳細，是因為他都經驗過。六次療程、六次背針，什麼都經驗過了。

打背針時，我們要從五樓到十三樓的治療室，走的上去，趴著下來。上治療室後，護士會先讓孩子選一首歌，可以邊聽歌邊打麻醉睡著。一開始第一次孩子很緊張，選歌選半天，後來熟門熟路，上去就會說「我好了，開始吧」。但不論幾次，他都會很緊張，那時候他必須側躺在床上，身體捲成一隻蝦子，盡量把頭往膝蓋靠，這樣才能精準地把腰椎凸出來，讓住院醫師更好找到脊髓腔的角度。還好，化療的孩子都瘦成皮包骨，不然像我這個大肚子的胖子，我是一輩子都捲不成一隻蝦子的……

走的上去，趴著下來。

麻醉前，我會握著他的手，讓他知道我在，我們跟著護理師數一、二、三……麻醉後，我會被趕到門外等待。每次時間二十到三十分鐘不等，但是不論第幾次，你都會覺得度日如年，是數不到時間盡頭的等待。

有一次，地震了。對，十三樓，地震了，搖得很大！我第一個反應想要衝進去，問他們，好了沒。

地震的時候，針在哪裡？
下針了嗎？
有下到其他地方嗎？
做完了嗎？
房間裡有傳出尖叫嗎？

等地震停的時候，一口氣，都停了，呼吸，是什麼……整個人石化了。

後來門一打開，護士臉都白了。花花姐姐說：「地震的時候我正在用採集管蹲在小安腰椎旁邊，收集要先拿出來的脊髓液。一直在搖，我還在想是不是我今天沒吃早餐低血糖。」她握管子握得特別緊，也盡量穩住自己的身體不要動到小安的身體。

花花姐姐說，他們在裡面，還以為我會緊張地敲門問，做到哪裡了？我說，我呆住了，然後如果我沒呆掉，我應該是撞門不是敲門。

小安是做背針後、麻醉半夢半醒之間、出了名會「練肖威」的人，就像人喝醉了一樣，會酒後吐真言，在護士間極其出名，因為有一次，他麻醉後，還把自己今年收了多少壓歲錢、藏在哪裡全說了。

那一次回去做療程上課是過年後，護士姐姐們都會問每個孩子過年好不好玩，有沒有很多壓歲錢。護士麻醉前問他，他抵死不說，錢奴，不說就是不說。沒想到一麻醉，什麼都說了，藏哪裡、誰給他多少、誰給好多、誰只給六百，都說了。護士出治療室笑得半死，一直在想還有什麼可以問他的。

有一次，醉得太嚴重，一直自己趴著大笑，說看到 Hello Kitty 和潛水艇什麼的，然後媽媽是大胖子在船上，因為太好笑，很多病房的孩子都來圍觀他的「酒後真言」。那一次，因為太痛、已經好幾天沒下床的戰友哥哥，也因為想要來看他到底有多瘋狂，下床了！

坐輪椅看他酒後真言的戰友哥哥，很痛，但是好笑之後，更痛……

我那天問他，你知道有一次做背針時地震了，我在外面嚇得半死嗎？他說，我哪裡知道，我睡著了……也好，你記得好一點的部分，其他，留給我，我來，我可以。

我們都好怕的期中考

第三個療程結束時，主治醫師說要看一下效果怎麼樣。於是第三療程到第四個療程開始前，排了一個完整的檢查，包括X光、MRI（核磁共振）、CT（電腦斷層）和PET（全身的正子攝影），我們的術語——期中考，一句話，挫著等！

對，有期中考，就有期末考、畢業考；有畢業，也有去遠方。感覺是個方向，但不一定會是你想去的地方。一天一個檢查，禁食、打手針、打顯影劑、打藥劑後進去檢查。

MRI是最久的檢查之一，孩子要躺在密閉的艙體，聽著大聲叩叩叩嗡嗡嗡嗡的核磁共振聲音兩個小時，因為孩子要掃的地方從腦（怕轉移到腦部），一路到腳（看有沒有轉移到下肢淋巴）。MRI檢查時，孩子必須保持一動也不動的狀態兩小時，上去前包好尿布，動都不能動一下，不然就要重來；如果重來太多次，就要放棄排下次，不能影響下一個人的時間。

大部分的小孩上 MRI 前，會建議打麻醉藥，睡一覺起來，不會嫌艙體裡面吵，也不會因為躺不住或密閉空間太害怕而檢查失敗。小安從第一次開始，就沒打過麻醉藥，我們都靠前一天晚上玩到半夜來減眠，這樣一進去機檯就睡死。不過即便如此，他會要求我進去 MRI 裡面陪他，我會褪去全身有金屬的東西，帶一本書進去陪他三個多小時。這兩年，我帶過宮部美幸，我帶過《外科醫師》，我帶過很多本書。在 MRI 裡面，護士都會給我耳塞，但我幾乎都沒用，我想，孩子都聽這麼吵，我陪他聽。MRI 裡面通常很冷，我會包著一條被單。

CT 快多了，打完藥以後等一下，半個小時可以做完。PET 比較麻煩，我們要從兒童醫院越過長長的景德通道，到總院地下室，要先打藥後等一個多小時，再進去照四十分鐘，他說 PET 是很熱很熱的檢查，我們一次一次後衣服越穿越少。

每一天檢查都戰戰兢兢，因為知道如果看到裡面有什麼，主治醫師會過來跟爸媽說：「某某媽媽，出來一下，我們外面講……」我看過太多太多爸媽被叫出去後，在護理站和醫師看電腦螢幕，然後挪到討論室，然後關起門，然後出來眼眶都是紅的，因為檢查看到腫瘤並沒有如預期的縮小甚至變大亂跑，這兩年，看太多，所以我們都好怕做MRI，好怕聽檢查報告。

期中考檢查做完，主治醫師來了。啊，我深呼吸，果然，讓我出來護理站看報告。我回頭看了孩子一眼，我們握了一下對方的手，我出來看報告。

螢幕顯示他的脊椎、他的胸廓、他的橫切面，我眼睛追著螢幕上的光點，有光點代表有反應。

「我們先看X光……（深吸一口氣，憋氣……）腫瘤有明顯縮小，但是你看這塊，還在。」

「MRI 這邊，胸骨這邊還是有一點，不過還在可以的範圍……」

「CT 也有看到縮小，沒有亂跑……」

「PET 沒看到跑到其他骨頭……」

「所以我們就先繼續用現在的藥，把後面療程做完，再看看……」

主治醫師繼續微笑，很帥地沒有太多情緒反應，離開了。留我一個人在那邊演內心戲……

啊啊啊啊啊啊！太好了，太好了，所以代表前面療程是有效的啊！不能出聲問醫師，在心裡默默地自已尖叫。很迷信，覺得說出來了，就被死神聽到了，祂就知道，漏了一個。我走回房間，拍拍孩子的手，說 pass。孩子的反應很平靜，還是其實他心裡很激動我不知道，總之他開心地跟我說，想吃我做的炒飯和蛤蠣湯，我跟孩子父親換班，回家煮飯再過來。

回到家，匆忙買了菜，開火、煮飯、裝便當，簡單換洗，叫計程車，再回醫院。

一路忙，沒想太多，只想快點把飯煮好，帶回醫院給孩子吃，心裡只有這件事，只有這件事最重要。

孩子吃完飯，心滿意足，要我今天留下來繼續陪他，我看了孩子父親一眼，跟他說爸爸只有週末可以來（我不知道為什麼週間不能來，聳肩），我們說好兩個人都要有跟你在一起的時間，反正媽媽明天也會來送飯，即便週末爸爸在，我也每天來送飯。

他想了想，勉強接受，打發他爸爸去吃飯，但是正襟危坐地跟我說，要跟我說件事情，要我準備好。我說，好，我準備好了，什麼事情？

他說：「媽媽，謝謝……」

然後母子抱著哭。

我跟他說，加油，我們快做完了，會好的！做好我們要去很多地方，我會花比以前更多的時間跟你在一起，我們要一起做很多事情！

他也跟爸爸和小爺爺說了謝謝，療程結束，他要跟每個人說謝謝。

隔天他睡到早上十一點，因為前一天晚上爸爸睡了之後，他都在心裡跟小爺爺說很多話，說很多很多話。

他說：「我跟小爺爺太像了！我們都金牛座，我們都愛吃餅乾，我們都很聰明。然後我們都有癌症！他都在我旁邊保護我，我都有感覺。」

媽媽，你們怎麼確定人去做天使或神仙之後過得快樂？不過我知道小爺爺很快樂，因為他有跟我聊天，我們一起吃餅乾。（所以到現在，我每次上山拜我爸爸，都會在山下的全家買超過一千元的餅乾，當然要配餅乾的啤酒不能省，我是不知道他夢裡有沒有給小安喝啤酒啦……）

我不知道要怎麼知道人去做天使或神仙後會不會快樂，但我會這樣相信著！

寫這篇文章的時候，我的頸椎老毛病又犯了，前幾天痛到受不了去看了醫師，醫師堅持要我做神經傳導肌電圖和一個頸椎MRI檢查，看變多嚴重了。那天我去櫃檯登記時間的時候，我忽然在櫃檯哭了。對，我哭了。櫃檯小姐很慌張地跟我解釋，這不會痛，檢查不會痛的。我不好意思地快步離開，其實我不知道會不會痛，只是想到每個孩子每次都要做這個檢查，這些勇敢讓人不捨的孩子。

我也想到我終於也做了MRI，雖然只有頸部，只需要三十分鐘，但我可以跟孩子說，媽媽終於知道做這個檢查有多辛苦了，喔，不，你們辛苦太多了，身上帶著那麼多針，帶著痛，怎麼還能忍住那麼久？

然後眼淚就沒有辦法停下來了，怎麼那麼能忍？你們這群孩子？

治病到底要多少錢

先說在前面，我不是保險從業人員，也沒有保險業的人找我寫過業配文之類的，但這篇文章，是我陪孩子治病這兩年，最大的感觸，給孩子也給在人生路上奮鬥的你們。

我們有沒有想過，治病要多少錢？

對，這麼簡單但粗暴的問題，治病要多少錢？

有一次住院，跟我同病房的媽媽是個生意上的女強人，包包是愛馬仕的。每天都會來看念私立貴族學校的哥哥。哥哥窗臺上都是課本和參考書，哥哥治療中沒有中斷學習，白天治療和很多時候，我看到的都是一位外籍的看護，還有打扮著光鮮亮麗的媽媽陪著哥哥。

哥哥的血液腫瘤，已經沒有什麼更有效的藥了。唯一解法，上北京去做細胞治療。不是現在每天健保在吵的什麼免疫療法，是更貴的細胞治療，起手價六百萬到一千萬不等，而且不掛保證。媽媽二話不說，和醫師安排接下來的北京之旅，對，要這樣把兒子的命，換回來。

五樓病房的洗衣間和飲水間是共用的，媽媽們會在那邊碰到正在幹細胞移植室奮戰的孩子和媽媽，也會碰到馬上要準備進幹細胞移植室的孩子和媽媽。幹細胞移植一次的費用，有很多項目健保會幫忙，但是你自己要準備的自費十萬到數百萬不等。我們很愛的戰友哥哥要進去細胞移植室前，醫師也有說明，如果有一些可能的併發症，那些併發症的治療，健保沒有給付，到時候可能也需要準備兩百萬取得藥物的專案進口，但醫師也很小心地說，那些併發症機會很低，但一定要先說明可能會有這筆費用。

你為了孩子，治這個病，要多少錢？

啊，這是個很難的問題。

小安剛出生的時候，我就買了保險。我那時候應該想得簡單，幫忙一個做保險的同事忙，買一張保單。我記得我自己的第一張保單在我三十歲自己買的，也是幫朋友的忙。

反正小孩保險買著應該不會怎麼樣，我對保險的細項沒有管太多，小安出生一年後我們舉家去上海，每年固定從我的信用卡扣款，可能當時直接扣款，我人在上海，真的也沒感覺這保險會有多重要。保險費是我付的，一直到今天為止，都是我付的。

孩子的父親只有在離婚那一年，我因為離婚太生氣，硬是跟他要了孩子到七歲前的保費，一人要出一半，我拿了一點錢，以為那叫公道。其實後面想想也是無聊，你為家付出那麼多，更多錢是拿不回來的，為了一個不值得的人，硬是跟他要這一筆，真的很無聊。

我也因為這樣，每一次出院，我付錢，我結帳。除了自費檢查會跟他爸要分攤以外，我都自己處理。我不想跟他談錢，這麼簡單。

But anyway，重點是，每一個療程出院，即便我們因為癌症，有重大傷病卡，有健保，如果不是住健保三人房，要自費住雙人房，每天有新臺幣差額外，很多費用加起來，還是很驚人。以我們每個療程平均待三到四週，第一次住院住了快兩個月，最少的一次出院費用要四萬元左右，最多的一次我付了快十幾萬。快十幾萬那一次，包括我們雙人房住很久、他白血球太低出不了院、中間又有感染發燒再住十天做全套感染檢查和掛抗生素點滴、有自費的檢查（PET健保沒有每次都給付）、有很多自費的止吐藥、人工血管敷料、速養遼、各種營養補充品、自費的這個那個的，誰叫小安是標準病人，太多副作用強度很大，有時候健保的藥壓不下來。

發現癌症的第一個治療叫做第一線，如果第一線治療效果不好，癌症在療程中或是療程結束，很快地半年一年內復發在同一個位置，或是轉移到其他地方，我們就需要用到第二線的藥物，越是頑強的腫瘤，第二線到第三線時間會越來越短，療效也會越來越差。但是對家人和病人來說，後線的每一個用藥，都是一個希望，不論我們盼的是有奇蹟出現，還是我們其實知道天命難違，但總要多買一些時間。

兒癌的藥已經比大人的癌症藥少太多，但是越是後線的藥，大部分都是超出適應症使用（off-label），或是超過健保給付的適應症。所謂「超出適應症」的意思，比如這個藥取得的藥證是給某一個基因突變的卵巢癌，但是孩子可能基因檢測發現骨肉瘤也有這一個基因突變，學理上，這個腫瘤就可能對這個藥有反應，但是因為是超出這個藥在臺灣的健保給付適應症，如果想用就不會有健保給付，這就是一種無限的惡性循環，兒癌的資源相形太少，不論是明文給的資源，或是額外的財源或基金支持，都太少太少。但是因為兒癌人數少，每每在政策制定、社會福利或醫療福利資源分配下，不會得到很多關注。

有的媽媽後來算過，到最後什麼藥她們都願意試試看。癌症治療的藥物越到後線越昂貴，而且絕大部分都是自費的用藥，健保沒有給付。標靶藥物兩週三萬，免疫治療兩週打一次，八萬，兩種免疫治療合併下去，十五萬。這些到那個時候保險都不一定能給付，因為時間越來越短，出院到下一次住院不到十四天，保險公司會當作一個療程內的時間來付。

小安第一次從急診到出院，十幾萬吧。我那天拿著信用卡去結帳的時候，我在想，如果一個家庭，沒有一張可以刷個二十萬的信用卡，或是出院前沒有先去領好現金，那天要怎麼離開醫院？我們通常都是要離開醫院的時候才會拿到帳單，如果第一次拿到帳單的時候沒有心理準備或是沒有財務準備，那天要怎麼帶孩子回家？

就算不是要到十幾二十萬，如果一個療程也要三萬到四萬不等，一般雙薪家庭如何支持？我還沒加上在醫院的三餐，有些孩子沒法進食，需要天天喝癌症營養補充品，這些都是錢。更不要說好多媽媽都辭職一起陪孩子度過這些療程，一年到三年不等，如果，孩子活得下來、過得了這一關的話。

直到今天，小安暫時沒有用藥，住院四天三夜的費用還是要三萬七千多。包括三個檢查，其中兩個健保可以給付，另外 **PET** 三萬多需要自費，這還是住健保三人房不需負擔病房差額的時候，如果分到兩人房，費用請一天再加一千六百元。

如果沒有私人保險，這些癌症孩子的家庭怎麼辦？健保已經幫了很多很多的忙了，但是還是有一些幫不到的地方。放眼所及，還有偏鄉來的孩子、南部北上求醫找最後希望的家庭，這些怎麼辦？

你問我，不是有學生保險嗎？學生的團保也有額度有上限，最大的那一包快一百萬，但是是死亡給付，相信我，沒有人想要去申請那個保險，那是最不會有人想要去申請的那一包。

在醫院幾年我也觀察到，很多時候護理師和醫師都不會主動問孩子有沒有自己的保險。頂多頂多，看看孩子是不是在學齡前後，學生保險在住院這個部分多少可以幫上一點忙。其實這是醫師和護理師的貼心，因為你怎麼能想像，如果孩子因為我們錢不那麼充裕，在一個療程失效要往下一個療程決定的路上，如果家長沒有錢，你要他以後怎麼活下去？怎麼會不因為不夠錢付孩子的醫藥費、沒有辦法給孩子另外一個希望而對自己失望？

也看過，媽媽顧久病的孩子，中間讓孩子的姊姊來照顧一下，姊姊們穿著制服來醫院，睡一晚再背著書包去上學，因為媽媽需要去工地打幾天零工賺生活費。

我們以為我們的社會支持很足夠，但是都在這些環節失去最主要的支持。我也知道，不用說孩子，罹癌的大人如果真的有幸打敗癌症，他要正常回到工作崗位的機會微乎其微，這些不只是孩子的問題、爸媽的問題，以後也可能是我們會碰到的問題。

我的工作會碰到很多新藥，一些偉大的藥之所以能夠問世，能夠幫助一些目前治療沒有辦法解決的問題，延長大家的壽命、改善病人的生活品質，都是國內外很多藥廠，花了好幾十億研發來的。很多藥的成功，都是眾多分子裡面幸運成功的那一個，我待過分子生物實驗室，那需要很多人夜以繼日研究、龐大的國際臨床試驗才有可能問世。因為知道這些困難，我很難去責怪他們的藥費如此高昂，研發，就是需要這些成本。突破性的新藥，你就是需要這些投入。

在現在，好像我們只能自己準備好自救。回家看看我們自己小時候或長大一點買的保單，好像很多，但是好像也很少。

比如有的保單可以給付住院的費用，但現在動輒十到二十萬一個月的癌症新藥，是口服的劑型，你如果一個月二十八天的藥帶回家吃，不用住院，你這個保單的費用可能拿不下來。

比如有的保單，實支實付，我們買的時候都覺得反正有健保，實支實付應該還能賺一點，補貼我們老了生病之後沒辦法上班、要請看護的錢，殊不知實支實付有上限，現在一天二十四小時的看護，你要負擔的營養費，或是真的你也需要自費的用藥，這些根本不夠。喔，對了，還有一次一筆數十萬到一百萬不等的癌症險，其實這些攤到你後面每天要支付的營養品或其他自費藥物、看護費用，一筆下來很快就不夠了。

最重要的是，一旦你得了癌症，你就不能再買任何其他健康保險。對，小安這一輩子，不能再買任何其他的保險，如果我現在沒幫他準備好以後我不在他需要的費用，他再生病時費用超過保險可以保護他的範圍，他怎麼辦？

我之前看了團隊寫的報告，一些很辛苦的免疫系統引起的腸道發炎疾病，很多生病的年輕人現在二十到三十歲，他們可能在青少年的時候開始有症狀，因為大家的輕忽和當時的知識不夠，一路惡化。到今天，他們人生理當最美麗綻放的時候，需要昂貴的生物製劑來緩和症狀。但是健保給付一年後，需要停藥三個月左右來申請下一次用藥，健保要保障所有的人，所以要花時間看一下病人用這些昂貴的藥有沒有用，要不要繼續用，不然會排擠其他人可以用藥的權益。

本意無可厚非，但這些年輕人如果不自己自費這三個月，可能面臨藥物中斷後的抗藥性或療效減退，但是如果願意自費，一個月大概兩到三萬不等的費用，如果他們沒有私人保險，這些就是很多剛出社會的年輕人一個月的薪水。而他們的病況，又是最反覆、會一直無法好好工作的一群人。這些問題，鬼打牆，沒有人有完美的答案，但你知道你只能做好最好的準備。

又或者，我們老了病了，我們不想讓已經得了癌症的孩子幫我們煩惱，我們有沒有足夠的現金或保險，可以讓我們在往死亡的幽谷緩步前進時，不會擔心拖累了孩子？

給孩子最好的禮物，不是每年帶他出國玩，不是讓他學很多才藝，那些都很貴，我知道。最好的禮物，是早點幫他買健康的保險，買好買滿，買到我們付不出來讓孩子自己付，你永遠不知道，孩子什麼時候需要，而如果他需要的那一天，我們身上錢不夠、不能給他最好的治療，我們會多恨死自己？

喔，親愛的，不要以為到時候有老公幫忙，我媽媽在我離婚的時候，睿智地跟我說的一句話：「靠山山倒，靠老公老公跑。」然後，我們顧好自己，自己好，孩子才會好。

臺大兒童癌症病房的護理師和醫師們

我大學聯考的時候考上臺大公共衛生學系，對，就是那個今年因為新冠肺炎忽然讓大家激起鬥志的科系。當時考大學的時候，我一直說服我爸媽——我失常了。

何謂「失常」？考得比平常好謂之失常，我的北一女人生每天都在聯誼，高中同學每一個人功課都好好，我就是覺得怎麼一點鬥志都沒有。考上公衛系之後，我父親非常生氣，覺得我高中都白念了，逼我去重考，我在南陽街坐了兩個禮拜，自己去櫃檯退了學費，湊一湊我自己身上的錢去臺大註冊了。我沒辦法，我不想再考試了。

我父親家那邊很多我的堂兄弟是醫師，我父親的一個哥哥也是醫師，父親一直覺得我們家一窩女人，也要出一個醫師。後來我想我會念到博士，也跟這個有點關係，我欠你一個醫師（doctor），那我還你一個 doctor（博士，PhD），當然，欠父親的一個驕傲，後來用成為一個很強悍的女兒，還他了。

我到公衛系之後，大一必修人體解剖學，要上大體老師的課，我整個學期躲在福馬林最後面一排，都不知道怎麼矇對期中期末考，低空飛過。我沒這個膽子，雖然我現在很愛看各種北歐冷血的小說或泰絲・格里森的「法醫 vs. 警探」系列，但那個我真的不行。

到了醫院這兩年，我哭的分量是一輩子的總和，我害怕死亡如此接近我和我的孩子、我害怕知道我認識或也很愛的其他孩子去當天使、我害怕知道每個檢查結果。對於在兒童癌症病房工作照顧這群孩子的醫師和護理人員，除了尊敬以外，想不出其他的話。

也許你聽了不舒服，如果是在大人的癌症、大人的安寧照護病房，你會比較能接受，雖是每個人的摯愛至親，但人難免一死，大人長輩，我們可以接受他們離開，只要安詳不痛。

但，這些是孩子，是還沒看過世界美好或經驗過挑戰的孩子，沒談過戀愛、沒念完自己想念的書、沒遊歷世界、來不及做瘋狂的事、或是來不及成為一個可以改造世界的人。

醫師們，怎麼能夠面對這些孩子，不心疼，面對每個亂竄的腫瘤，還要和父母說，「我們再找藥」！護理師，怎麼能夠看到每個孩子，一看到護士就大哭、小小的手背血管脆到沒辦法打手針，每個化療藥強大的副作用，護理師都還能半強迫半哄騙讓孩子和家長一起，把療程撐完，因為如果撐不完那個療程，就沒有後面可以討論，生命可能就停在那個指針停止的地方了。

再不用說，每個孩子進出醫院動輒一兩年，更長的要追蹤好幾年，或以為好了又復發進來，你看著孩子進出、長大、凋零，然後你送走這些，再迎來那些，眼神中害怕、不知所措的新病友爸媽們。

這是癌症病房，是孩子會離開，去當天使的地方。爸，還好我當時沒真的考上，也還好我沒去重考，我沒有這麼勇敢，沒辦法這麼勇敢。

有的主治醫師，有很強大的信仰，上帝幫忙給他力量，他用自己給爸媽孩子力量。他盡力，但是他總是收到臺灣各地的疑難雜症，困難的孩子，會來找周叔叔。周叔叔對孩子很溫柔，但大部分的時候你看到他，都在護理站，解說病情，試著跟眼中都是迷惘害怕的爸媽說，我們就照這個方案試試看。他每天都在醫院，假日也都在，很晚也在。

有的主治醫師，如果你不是他的病人，在簾子旁邊，聽他和家長說話，你可能臉上都會三條線，想說這醫師怎麼講這麼白，什麼孩子還有一口氣，我就不會放棄他，但是他要有求生的意志……但離開病房，你會看到他一直和住院醫師討論，和其他跨科醫師討論，交代護理師、交代值班醫師。

有的主治醫師，長得好高大，每次笑咪咪地進來，問了孩子狀況後也會問候孩子學業、爸媽阿嬤好不好。但是如果病人或爸媽執意放棄，你會看到他嚴肅起來，很認真地跟爸媽說，我這麼多年，還沒看過不治療就要放棄的，你們好好想一想。

我們的主治醫師，相信醫學有醫學的緣分，但是醫學也有醫學的極限，他的快樂與不快樂，反應在他病人的狀況好不好中。他很遵守醫師和病人的分際，不會有私人的交流，但是他會知道，如果哪個新來的媽媽和孩子很害怕，會來跟小安媽媽我說，你有空可以跟某某床聊一聊。他會幫他們找可以幫忙的人（或是雞婆的人）。如果他照顧的孩子狀況不好，他不會多說，但是他會停留在小安病床的時候，多嘆一口氣，摸摸他後來被我養胖的臉，問他你最近在打什麼電動，每次離開病房，他都會說，小安要乖喔！小安每次臉上都很多問號，我哪裡不乖？

護理師更是偉大的一群人，從白班、小夜到大夜班，疲於奔命，守著這群小小孩和大小孩。換點滴、換藥、給藥、沖 port-A、護理傷口、護理各種引流管、生命體徵監測、帶他們上去打背針、call 傳送帶他們檢查、做新手衛教、偷偷觀察哪個爸媽的職能不彰，呼喚社工幫忙、提醒每幾個月一輪的小住院醫師們每個孩子的狀況，因為他們看孩子來、看孩子長大、送孩子離開，比小住院醫師們懂每個孩子的「眉角」，例如小安一定便秘，小安的標靶治療流速要比平常孩子慢，不然會過敏，小安的速養遼要自費，要打在點滴裡面不然會嘴破，喔，小安的類固醇也要用點滴，用吃的會噴射狀地吐，小安上 MRI，不用麻醉……

我見過護理師們送走大家都愛的小寶貝、大孩子之後，在護理站一個個泣不成聲，但不忘擦眼淚後執行其他床的業務；我見過護理師們因為一個媽媽執意要帶一個已經半身不能動的哥哥離開、放棄治療而憤怒，憤怒因為孩子有機會活、但沒人問孩子他要不要活下去，憤怒因為他們知道這是護理師職責以外的事情；我見過他們把需要特別照顧不能盡職的媽媽排在護理站看得到的 VIP 區，媽媽每天落跑不見的好幾個小時，他們會一直進來巡孩子的狀況，然後安慰驚呆的我，「生命會自己找到出路」。

我看過一個媽媽因為晚上突然急診發現蜂窩性組織炎，被留在臺大急診，她的寶貝一個人被留在病房（對，爸爸又跑掉了……），護理師們好幾天整個晚上的大夜班都會把孩子嬰兒床推到護理站，推到大家都看得到的地方，照顧這個孩子到有社工來協助為止。

Amazon 影集《Modern Love》第一集，一個出租大樓的門房對一個未婚懷孕猶豫要不要生下這個孩子的女孩說：「養一個孩子，需要一個村莊（village），而紐約是一個村莊，她可以幫你一起養你的孩子。」她後來勇敢地生下來，還找到幸福。臺大兒童醫院癌症病房的護理師，也是一個村莊，可以照顧這群孩子。

我們何以為報？何以為報？這些不只是一份工作這麼簡單，因為如果只是一份工作，一定有比這個簡單的工作。

喔，對了，小安說他以後如果當醫師的話，要當我們主治醫師張醫師這種腫瘤科醫師，不要當幫他開刀的胸腔外科醫師那種醫師。我問他為什麼，他說上次幫他開刀要四小時，幫戰友哥哥開刀好幾次都六到七個小時，太累了，他不要，一直站著太累。

我心裡想：「抱歉黃醫師，他就是個這麼偷懶的孩子，但是我們還有戰友哥哥，都還是謝謝你，也請你繼續站好站滿、元氣滿滿地開刀，我永遠記得，當時你幫他開刀切片、放人工血管後安慰我，比他這顆更大更差的，你都救回來了，這個，還來得及！」

未知盡頭的延長賽，活在當下

六個療程到了尾聲，轉眼，從前一個夏天，到下一個夏天，二〇一九年五月，醫師告訴我們六個療程結束了。

But，萬事都有個 but……

主治醫師來巡房的時候，我在走廊開電話會議，電話會議後我去護理站找他，看有什麼要交代的。主治醫師邊打一個電話，邊若無其事地跟我說，因為小安當時的腫瘤比較大，也有侵犯到胸骨，保險起見，我們再繼續放射治療，這並不是小朋友的瀰漫性大B細胞淋巴癌固定的療程，但我們把這個再做完。放射科會做照會，我們配合放射科。然後我的主治醫師，一如以往覺得我心臟很大，可以承受這一切地去忙他其他的事了……

孩子和我們以為療程就此結束，沒想到迎來一個延長賽，想想也很為難主治醫師，搞不好他一開始就很忐忑，覺得這一定要加一輪放射治療，但是他也忍住沒說。讓我有耐心，先做完六個療程。

放射治療，俗稱「電療」，是一臺直線加速器產生放射性物質，用高能量的放射線來破壞癌細胞，是局部的治療，但也會在局部產生副作用。看過戰友哥哥做高劑量的放射治療，局部的皮膚像微微地燙傷，做完也異常疲勞。

那天晚上，一個小女孩的媽媽知道我們要開始跑延長賽，我心情極差，她還來安慰我：「有延長賽可以跑很好，至少還有可能的終點，好好跑！」那一天，她才看過女孩 MRI，她才剛大哭一場，因為治療不斷失敗，腫瘤在 MRI 下無盡生長，她們連延長賽的機會可能都沒有了。

來吧！延長賽！來跑，看得到終點或看不到終點沒關係，至少我們還有延長賽可以跑，和其他孩子比起來，已經萬幸，至少我們能試試看，延長賽後有沒有用。小孩心態很好，只要確定不用繼續住院，每天來回醫院連續十五天，他就好。（那個，小孩，這也代表你媽我要每天帶你來回醫院十五天，我們沒太多幫手，你知道吧？他看著我，覺得沒問題，「不都是你在帶我的嗎」？）

放射科先在他的身上畫上大十字，他在被畫的時候一直笑，很癢，不能洗澡、不能把這些點點洗掉，這是到時候直線加速器要定位的地方。定位不清楚，放射線會破壞其他沒有癌細胞的組織。他本人覺得很酷，尤其不用洗澡更是開心得不得了，我每天都要檢查，線還在不在。

每天舟車往返的行程本來是這樣：讓他睡到我要上班的時候，我帶去上班，然後到預定的時間，我們坐車去醫院，做完再跟我回公司上班。做第三次之後就發現不太行，他做完放射治療會非常疲累，上了計程車秒睡，或是第二天早上完全叫不起來，因為太累，沒辦法跟我去公司，但我還是需要上班，所以我買了一張躺椅放在我的辦公室，我帶他去公司後如果我要出去開會，他會在躺椅上繼續睡，我們就這樣堅持十五天，每天來回醫院的延長賽。

放射治療的直線加速器在臺大醫院舊院區的地下室，有好多臺。每次去，要換衣服、等號碼，和滿屋子的阿公阿嬤叔叔阿姨一起坐在等候室。每一天，都是驚奇的眼光。每個阿公阿嬤叔叔阿姨都是驚恐的眼神，竊竊私語，這麼小的孩子，怎麼也在這邊做放射治療。除了竊竊私語和狐疑的眼神外，每一天，對，這十五天的每一天，都會有人問我們，為什麼他會在這裡？

一開始，我好言好語，他是淋巴癌，做完化療了，來做放射治療加強。情況好的時候，阿公會很有力氣地，不管他自己的氣切不舒服，跟我們說加油；情況不好的時候，阿嬤問完會說：「夭壽，這麼小，你怎麼讓他生病。」再更不好的時候，阿姨問完自己開始哭泣自己的病，我們邊等號碼還要安慰她：「不要擔心，你會好，阿姨你的乳癌才早期，沒問題的。」

前面幾次，我還有辦法微笑，後來我臉超級臭，都很想叫他們不要問了，或跟小安說我們乾脆掛個牌子好了，省得我一直回答，小安說：「你這樣很沒禮貌，他們也是關心，然後他們不懂。他們連他們自己為什麼生病都不知道了，怎麼能接受小孩也生病，你還是好好回答好了。」

我們就這樣，十五天來回醫院。做完最後一天的放射治療，他在等待室跳著出去，我們也記錄下這一天。

不過這還不是延長賽的盡頭，因為，腫瘤會回來（苦笑）。對，腫瘤會回來，一個晚期的淋巴瘤，腫瘤會回來，不知道時間、不知道形式、不知道它躲在哪裡。就算原來淋巴腫瘤沒有跑出來，小朋友也要密切監測，因為使用化療引起的另外一個副作用，引發血癌。（寫到這邊，我忍不住甩滑鼠，不能丟筆，不是用筆寫的……）對，心中無限的髒話，無限循環。

就是看到過小時候淋巴癌後來變成血癌的大哥哥，在一開始治療的時候，我們都知道會有這個風險，但當時只想孩子活下來，化療的副作用這個不算什麼，但是等到真的看到這種個案後，你才知道永遠不會好，永遠你都要提心吊膽，等它回來。

所以我們的延長賽沒有盡頭，繼續每個月抽血、看芽細胞，每三個月住院全身大檢查。往下的路，不只是臨床數據上的一年內復發率、五年存活率，我們就活在當下的每一天，今天過完過明天，每一個今天！

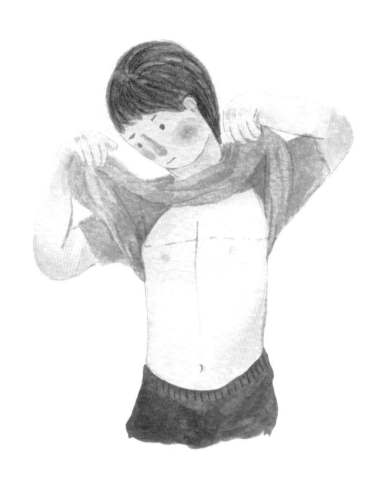

回學校的路，很長

小安念的是臺北的公立小學，學生很多，大約快兩千人。我一直覺得，在人這麼多的地方，這樣生病的孩子不是什麼大事。沒想到，他回到學校那天，校長很開心，拍拍他，說：「你是小安對不對，歡迎回到學校。」

這一年多在醫院，後來回學校一年，我們固定請假追蹤、住院檢查，從住院的協助和回到學校的關照，原來有心，一個這麼大的學校，校長還是可以這樣記得這個孩子的，只要有心。

生病的時候，三年級剛開學兩週，他還來不及認識老師同學，人就在醫院了。小安原來是資優班，資優班的老師知道他生病之後，馬上聯繫我問狀況，他們很想來醫院，我也先婉拒了，醫院的孩子都是化療中，免疫力低，訪客太多不好。

臺北市政府有特殊教育的管道，像他這樣生病的孩子可以申請在家教育，老師可以到家或是到醫院，我有點忘記頻率是一週一次還是兩週一次，一科國文、一科數學。我看過醫院很多外縣市的孩子，是沒有這麼多資源的，可能申請了很久，孩子都病了大半年還沒有派老師下來。當時，資優班老師跟我說有這個資源，我本來想算了吧，都在化療，我都不知道有沒有辦法有以後了，為什麼還要上課？老師跟我說，這是一種讓孩子知道，他還在這個系統裡，不是要他真的上很多課，只是讓他有感覺，他還在上學。

後來，很多時候老師千里迢迢來醫院，隔壁在哭，後面的點滴在嗶嗶叫，他在吐，我們臨時取消，老師也從來沒有怨言，一直到他要離開在家老師的服務，要回學校前，老師們也不忘跟我提醒，孩子回學校後心理和生理上的調整。

特殊教育的老師，教過很多不同狀況、需要在家的孩子，他們照看的，不只是孩子的閱讀能力或是數學能力，更多的是，跟孩子聊，最近他喜歡什麼、擔心什麼。

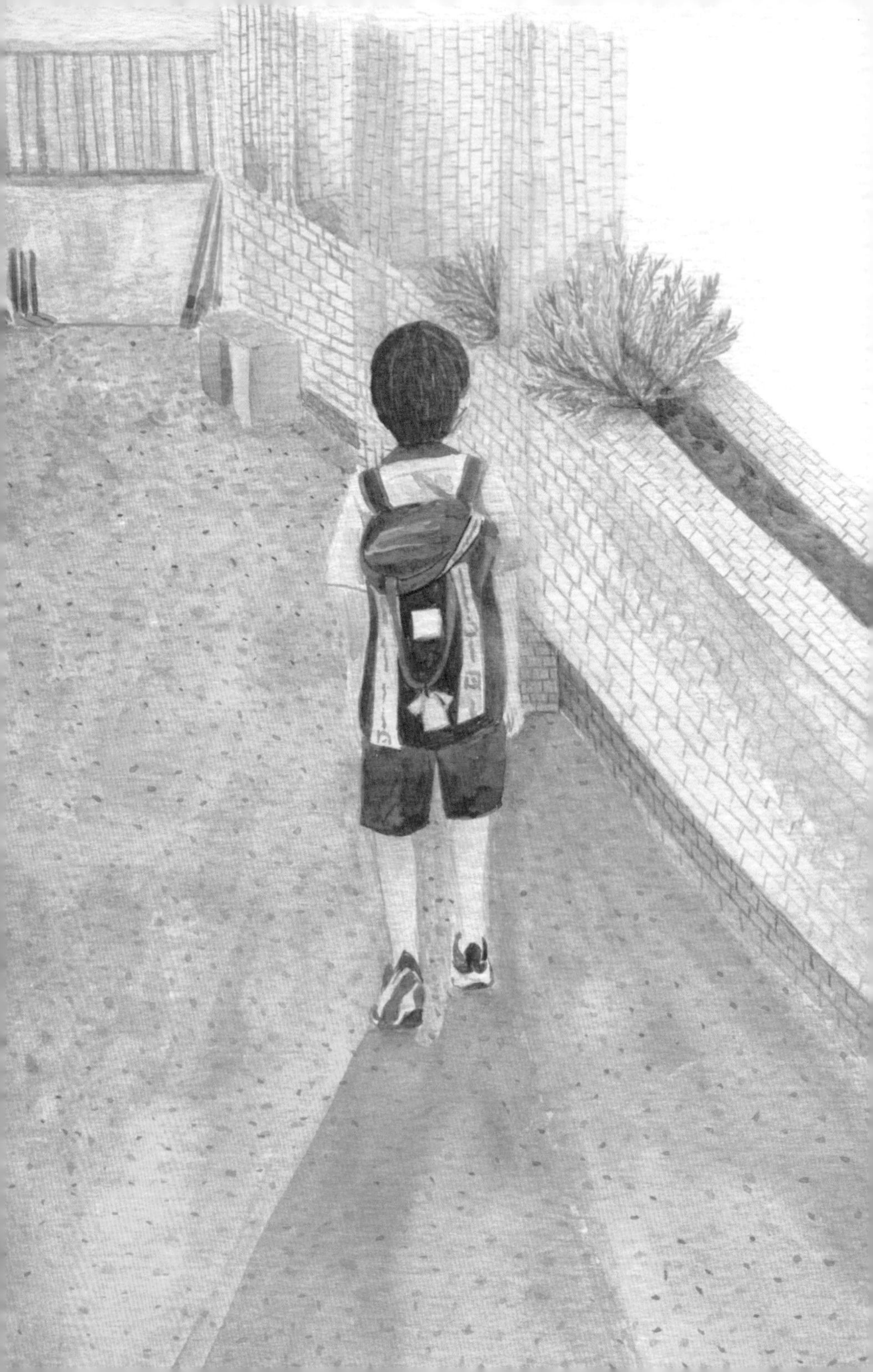

說真的，孩子生病是我人生第一次覺得繳稅有意義：很好的醫院系統、健保、很好的教育支持，還有很多的社工。但是這是在臺北、在臺大醫院，我很清楚更多外縣市的孩子需要很多支援，我們還有很多應該做、應該關注的。我們開始捐款給相關協會或是資源系統，但是也發現癌症病童是很弱勢的一群，人數少，聲音小。很多新藥都先有大人，不會先有小孩，病友團體也是比較小聲的，儘管熱情熱心，但不像其他大人的癌症病友團體，規模大到可以做政策倡議、對健保政策發聲。

正式開學前，我讓他回安親班先試試看，體力有沒有辦法撐過一整天。果然，一開始完全沒辦法，但是慢慢慢慢地，能夠半天、再一天。回學校前，也跟級任老師談過，老師建議我可以和孩子一起來，跟班上同學說怎麼跟他相處，怎麼保護他，怎麼不要讓他受傷。我做了一張海報，讓孩子們知道這是什麼病、怎麼跟他相處。

人工血管還在，不能碰撞、不能激烈運動，也不要抱他——再怎麼想念他，不要抱他。剛做完化療和放射治療，不能拿下口罩，吃的東西要特別注意，然後，最重要的是，他的病不會傳染，孩子們不會被他感染，不要排斥他。好多好多，要跟四年級的孩子們說的話。同時也跟家長群組拜託了，如果孩子回家有什麼問題，也可以告訴我。

開學前一天，我問他，我還要準備什麼幫他們Q&A？我們討論了我上面的問題，也對了回答。他想了想，「這些問題安親班的也都問過，應該還好，他們都直接問我『你會不會死掉了』這種問題，我想我都可以自己回答，你不用擔心。」對，連你會不會死掉了你都能回答，我想你回學校我沒有太多好擔心的了。但是我沒有勇氣問他，「那你是怎麼回答同學的？」我沒有這個勇氣，我沒有。

於是，我們就這樣，離開學校一年後，回學校了，這條路很長，但是我們回來了。那天，牽著他的手，我們這樣回來了，穿著全新的制服，我們回來了。

他自己也知道，他要慢慢地、不給自己壓力地、快樂地在學校每一天，因為我們知道，不知道多久之後，我們可能又必須暫時離開。

謝謝學校裡每個幫忙小安一起度過他很緊張害怕的第一週，謝謝校長，謝謝三四年級的班導師，謝謝資優班的老師，謝謝同學和家長，在他三年級開學就馬上消失後、到四年級回來的路上保護他一整年。希望如他說的，相信未來會越來越好。

班導師有一次在我為了小安特殊教育申請回學校開會的時候，我坐她旁邊，她邊改學生作業，邊若無其事地說著，「我們養孩子的初心是什麼？初心不是要他考多好，考到多好的學校，初心是跟他在我們肚子裡的時候想的一樣，孩子健健康康長大就好，這才是初心，但很容易忘記。」

初心，不要忘記。

畢業考

臺大兒童癌症醫院有兩個術語：畢業和畢業考。

畢業有兩種，一個是療程完成，我們追蹤，追蹤要不是等腫瘤不再長，就是等腫瘤長出來的時候能夠及時抓到復發轉移的時機；另外一種畢業，是孩子遠行，沒有下一線更有效的治療，我們只能放手，讓孩子到更遠的地方。

畢業考代表所有目前療程結束後，來看看孩子對治療的效果。很多時候我們等不到畢業考，孩子就在中間有了疾病的變化和進展，壓不下的腫瘤或是因為治療引起的併發症，或更糟糕，孩子在治療免疫低下的過程中有各種感染，平常殺不死人的細菌、黴菌都能讓沒有免疫保護的孩子們完全沒有抵抗力。

在完成了六輪的化療和標靶治療，及追加的十五天放射治療後，我們被安排住院四天來做畢業考。三天三個不同的影像檢查和抽血檢查，要看看腫瘤還有沒有躲在孩子身體的任何一個角落。淋巴癌的特色，就是哪裡有淋巴管它哪裡去，除了小安原發的病灶左肺胸腔肋膜外，哪裡有淋巴，腫瘤就有可能躲在那裡，包括可以通過血腦屏障跑到腦袋，上肢下肢有淋巴的地方，頸部和淋巴很密集的腹部等。對，可能是任何地方，我摸得到或摸不到的地方，一切就回到原點，我們在未知中找癌症在哪裡。

這樣的畢業考後，迎來的是追蹤五年。第一年密集地每個月抽血回診和沖人工血管，怕人工血管塞住，然後每三個月住院四天三夜。第二年開始每兩個月抽血回診，拉長一點點到每四個月住院四天三夜。

這樣的日子到二〇二一年為止，進入第二年。這第二年都是我和兒子的旅程，遺憾地還是沒有他父親的陪伴。一年中每個月請假一天回診，一段時間請假四天三夜，對任何有正職工作的人來說，都不是好像一點關係都沒有的簡單事情，但是也絕對不對不是，完全都辦不到的事情。

中間有幾次，我後來的伴侶翹班來醫院看我們兩個在醫院的時間，都遠比他的父親來醫院看望他的時間多。什麼是珍貴的時間，什麼是有意義的陪伴或探視，好像對我們來說都更清晰不過。時間，就是要浪費在你愛的人身上，這句話我用了這幾年體會，倆人在病房一個人打電動、一個人打電腦回郵件，不特別說話，但是我們陪伴。

當然，母子兩人也要在中間找到樂子。記得有一次我們拖著行李箱準備搭計程車去醫院，那次回醫院我特別緊張，因為口罩不夠，住院前還去兒童癌症基金會張羅了小孩的口罩。他很大聲跟樓下鄰居說：「我們要出國囉！我們要去危險的地方玩了！」那一天，是因為新冠肺炎國境該開始管制的時候，鄰居戴著口罩，看我們的眼神跟看到鬼一樣。

又或者，每次住院前要討論，這次每天要吃什麼、晚上要叫哪一家上次住院吃過的外賣，哪個檢查完要去吃什麼甜點，晚上睡前要去哪一樓散步探險，要怎麼從外面偷渡護理師不准我們喝的珍珠奶茶，或是偷偷叫鹹酥雞然後躲到醫院地下室吃。不這樣安排這些瑣事，真的很難度過這麼煎熬的兩年，每一次抽血和每一次影像檢查，都是開獎的過程，你知道，那種很可怕、而你不知道今天會抽到什麼大鬼牌的過程。

一開始，小安還會問誰誰誰在不在，後來隨著更多和我們同行的孩子遠去，小安也知道，他不該再問這個問題了，這個問題隨著日子往後走，埋得越深越深，我們都不再提。能看到人很好，沒再看到同行的孩子也好，我們就當作孩子乘著翅膀遠行，到更美的地方相聚。

第一次安排四天三夜的住院，我們才剛結束療程沒幾個月，對醫院和五樓的護理師們都不陌生，我們還是像回自己家灶咖（廚房）一樣地拖著我的行李箱回來，沿路打招呼，護理師大呼小叫「小安你來了啊」、「你變胖了啊」！

最喜歡回 PET 檢查的時候，櫃檯護理師都會看著小安名字說，「小安回來做檢查了啊」、「這次又長更大了喔」。但是他們也對媽媽一直發胖表示無奈，每次都會一直問我是不是懷孕，因為懷孕不能陪孩子進去有放射線的檢查室，小安笑著說要幫我做張小卡「她是胖，沒懷孕」給每個櫃檯。

但是回來住院檢查還是跟回來住院化療很不一樣的，你會特別患得患失，特別對每一個風吹草動，就全身緊張！每個檢查做完，我以為都會馬上知道結果，每一個檢查結束，我都會很緊張地問住院醫師，有沒有什麼異常或是不好的發展。那天住院醫師可能被我問得急了，跟我說了好像 MRI 有看到脖子這邊有什麼東西，可能是發炎反應，也可能是其他，要等報告，我根本沒辦法聽他說完，當場整個人石化，看著孩子，我說不出話來，怎麼這麼快，腫瘤就回來了，怎麼這麼快？

晚一點主治醫師來巡房，跟我說了 MRI 的結果不能馬上判讀，要等影像科出報告再說，我看著主治醫師，我不瞞你，我第一個想法是，他在騙我，他們都在騙我，他們要等更多報告後，一起跟我說這個壞消息。一直到出院那天，都不再跟我說怎麼了，我們約了下週再回來看報告。後來我才從護理師那邊知道，那天那個被我問急了的住院醫師被主治醫師責備得很慘，他們不能這樣跟家長說還不能確定的消息，家長們其實在這個時候，脆弱得不得了。

後來這兩年，我和小安都學乖了。我們回醫院、做檢查絕口不問。可以辦出院的下午，兩個人的默契就是收拾包袱快跑，頭也不回快跑。沒有消息就是好消息，如果當下影像檢查看到了什麼，當天我一定會從主治醫師那裡看到不尋常的眼神；如果那天沒有，我們就逃回家去，過一天算一天，是能支撐我們到今天的心態，非常鴕鳥但是極其有效。

每次要回門診看報告的前一晚，我都睡不著，但除了心裡禱告，你知道你什麼都不能做，你只能等待。

進診間聽報告的每一次，我都會帶著最糟、最負面的假設進去，這樣出診間如果那次沒什麼問題，你會比較有賺到的感覺。這好像相當幼稚，但兩年實驗下來對我有很強大的效果。你知道，把最壞的都想在前面，腫瘤要打倒我們，就需要花比打倒別人更大的力氣（腫瘤一定沒想到我如此奸詐……）。

每次報告後，我們母子形成了慶祝的儀式——大吃一頓牛排。

這是從他治療中我們養成的習慣，血球過關我們就吃牛排，吃滿滿的蛋白質，吃滿滿的營養，我們再準備下一次的驗收。這點錢，媽媽有，我們吃，你盡量吃，如果這是我們每一個段落慶祝或慶祝再往前走一步的方式，如果能夠讓我們倆不是用擁抱著哭泣謝謝上帝，是用大吃吃到飽得地走不出去，我都好。

再往前一步，每一天都煎熬，因為你知道、孩子也知道，他沒有好，惡性腫瘤醫學上不會說痊癒（cure），我們說的是無進展存活率（progression-free survival）、五年存活率（5-years survival rate）。每個摯愛的家人在這個過程中，都是在機率的兩邊，你覺得好的這個機率，還是不好的那個機率。

這一路很多檢查，偶爾 PET 有的地方一直有亮點，偶爾血小板就是狂掉，沒理由地掉；偶爾孩子喊肚子痛，你不知道他是吃壞肚子還是腫瘤開始在肚子作怪；他喊腳痛，你不知道是不是哪邊的淋巴轉移；他發燒你不知道是感冒還是因為白血球異常……我們只要異常就往急診跑，在急診待到半夜也開始是家常便飯。感謝臺大急診對癌童的照顧，只要知道孩子是這邊癌症病房的孩子，急診的醫師都比我們更緊張、更仔細，願意讓孩子討價還價、是要什麼樣的抽血針。也常常出現急診醫師和我看著螢幕上的數值，發愁要不要在這大半夜打電話給腫瘤科醫師問我們怎麼辦，要不要再檢查、要不要再住院。

二〇二〇年九月的一個門診，主治醫師宣布我們可以排手術把人工血管先拿下來。那一天，我眼眶裡面的淚流了我滿口罩，我彷彿也看到了主治醫師冷靜的口罩下的一點點激動。那天只有小安覺得這件事情理所當然、沒什麼好大驚小怪。孩子，這是多大、多遠、多難走的一步，是我作夢都不敢想的一步啊。

要讓這些孩子每一步每一步地往前，度過第一年，度過第二年，邁向第三年，不知道還有沒有的後面好幾年，除了我們自己心臟養得很大以外，還要謝謝這些支持我們的醫師和護理人員。

當然還要謝謝好吃的茄絲葵牛排，和還在努力工作賺錢的我自己，不然怎麼能讓孩子一直吃。

也要謝謝我的媽媽和妹妹。如果檢查有一點點要擔心的部分，我媽總是淡淡地說，反正你都準備好了，你知道什麼事情發生你要怎麼做了，如果真的發生了，就處理面對吧。我的這個部分從誰而來，好像再清楚不過了。還有小我一歲的妹妹，她年輕的時候是個搖滾樂手，當然現在也是個搖滾的個性。她不會多說什麼，只會說，要她去醫院幫忙講一下，她就來幫我。有幾次我去開會她來幫我代班，都會跟小安一起打電動。家人會一直讓我知道，沒什麼嚇得到我們家三個女人了。

最後，謝謝每次大半夜我們回急診、每次回診等報告，電話那頭一樣跟我們心懸在一起的其他五樓媽媽們。她們的寶貝可能不在了，但是她們都會把勇氣給我和小安，連他們的分量，一起活下去。

繼續讓孩子每一步每一步地往前，度過第一年，度過第二年，邁向第三年，還有後面好多好多年，很多分量，一起下去。

喔，對了，在療程結束後的第二年，我把小安養胖到四十七公斤，比當時住院的時候最瘦的二十一公斤，養胖了兩倍有餘，有一天學校健康檢查小安還領了一張「體重過重」的通知單回來，哈哈沒事，我們胖起來等。

Chapter 4

後來的我們

我其實是陪伴的後段班學生

其實我在陪伴孩子這件事，是後段班的學生，是從孩子生病之後才補上的學分。

小孩一歲多的時候，舉家和我一起飛到上海赴任，成就我的工作。當時的先生、孩子的父親也覺得應該去闖闖，上海看起來是個可以給孩子國際視野的地方。藍圖裡面，有國際學校，有他以後出國闖蕩的模樣。

沒想到因為初來乍到一個全新的市場，加上中國真的太大，我的工作逼得我一年三百六十五天的時間，大概需要飛快兩百多天，然後剩下的一百多天，早出晚歸，當時陪伴他很多的是上海阿姨，阿姨曾經用上海話教他，他的眼睛像媽媽，鼻子像爸爸，下巴像阿姨，當我第一次聽到孩子說的片段的上海話的時候，哭笑不得。

即便我回家了，或週末，我已經累到沒力氣坐好。能夠週末跟孩子去波特曼廣場一樓吃鼎泰豐、去靜安公園散步，已經是我最大的能耐，更遑論有品質的陪伴，就這樣過了兩年。

孩子的父親在上海的工作應該不甚愉快，加上他也不喜歡上海的步調，決定帶小孩回臺北上幼稚園。在還沒辦法放下工作回臺北的時候，我開始了每週末來往飛行上海臺北的行程，這樣飛了四五年。

週五晚上回家，都半夜了。小孩的週末有兩個白天在踢足球，我會盡力陪在球場旁邊，沒踢球的時候也都在當時一起踢球的小夥伴家玩耍。不會有太多母子的時間。

很快，週末一過，週一早上我又趁著天剛亮到松山機場，搭早上七點十五分復興航空去虹橋機場。飛到復興航空倒了之後，陪伴品質更差，因為我要坐週五更晚的長榮航空回桃園機場。上海浦東機場常常有流量管制，表定晚上十點十分飛的飛機，常常我到晚上十點二十分飛機還沒飛到浦東來。上了飛機後，也幾乎不能準點起飛，常常回到臺北都是半夜一兩點，我都會先拖著行李箱，去家裡旁邊的小酒吧喝一杯啤酒再回家。還需要提早搭週日下午的飛機回上海。我飛得更累，相處的時間更短。

小安後來才願意告訴我：「你知道嗎？小時候每次你去坐飛機，我都在爺爺家哭得半死。」只是當時他從來不跟我說。

上海辭職回臺灣是個不知道什麼樣的念頭，但後來發現也是上帝的安排，回來沒幾個月，我就知道必須離開婚姻，因為另外一個人有了其他的選擇。

孩子在兩個家移動，有陪伴，但大人小孩都在學習這個過程。我也還在回臺灣任職的公司整理、成長和學習。生活品質一般，孩子週末也都還在球場，感覺日子就一天一天這樣過，沒有什麼更大的困難。

然後，就發現孩子，病了。

在加護病房第一個晚上、第二個晚上和後來的晚上，我沒一天敢離開加護病房外面的病房等候區。深怕孩子半夜有個什麼狀況，出來叫家屬不在，怕孩子半夜害怕，想要找媽媽而我不在。

後來的每天，順序就很清晰，不需要有排序了，重要的事情就只有一個——就是他要活下來，亦或者，他沒辦法過這關的時候，我要在他旁邊。

然後，你就會知道，什麼叫做我一直沒學好的陪伴。陪伴就是，很簡單地，你在。

不用每天跟前跟後，你在就好；他需要你的時候，你在；在醫院、去學校幫忙當義工媽媽打飯；或者他想跑回家的時候你在；餓的時候煮個麵，他想撒嬌的時候你張開雙手抱他一下；他當屁孩的時候，你在旁邊看他耍白癡；不逼他上他不愛上的課；

他要去買公仔你跟著在臺北車站 Y17 地下街陪他幾小時；要買漫畫，我們跑光華商場、跑誠品或其他地方。

當然，職場上，我還是要完成很多工作，沒有做得完的一天，而且每一個工作都不簡單。所以我會更早起，會強迫自己更有效率，會更仰賴團隊的成長和合作，會能接受不用每件事情都要自己來，團隊這次沒做好沒關係，我們加緊修正，每次都好一點。會必須提早告訴客戶和同事，接下來的哪幾天到哪幾天我不在，因為我必須陪孩子去醫院住院化療，請大家需要我處理事情的話可以接受我回郵件回得晚一點點，或者我半夜補上今天工作的進度。

很少朋友知道，我快離開婚姻的時候，因為整個過程太難堪、太失去控制，我還絕望到跑到一個北臺灣的濟公廟問事。這是我人生的第一次，當然也希望不要再去。一直到今天我還沒想明白這過程怎麼一回事，我當時要問的東西一句話都沒說出來，那個號稱是濟公附身的師父，看著鏡子，左搖右擺，嘴裡咕噥著我不是太清楚的話，旁邊一個阿姨翻譯成我聽得懂的人話。

可怕的是，當時講的一字不差。

我當時最大的糾結，是想用需要離婚的原因，拿下全部的監護權。一來是不甘心、不認輸，賭一口氣，不能輸，二來擔心小孩被帶走。但是我其實也沒把握上法院，因為中間的好幾年我都飛來飛去，我很害怕如果真的上了法院，孩子如果一句「我要跟爸爸」，我的心會碎成一片，然後悔不當初。

那時候濟公說，你不要硬爭，越爭，孩子離你越遠。你放手，做你能做的，在旁邊，孩子自然就會回來。

當時，我還在無比震驚中，我念了一輩子書，念了個博士，我怎麼樣都沒辦法理解他怎麼可能在我什麼都沒說出口的情況下，說出這麼精確或是讓我說不出話的建議。（當時我震驚到忘了放香油錢就把車開回臺北，開到要下建國高架橋的時候才發現，更擔心我如果沒給香油錢神明會不會生氣……）

後來每一次，我和前夫爭執想要硬搶爭一口氣的 moment，我都懸崖勒馬，忍住了，我放手，然後孩子真的自然而然，走了過來。

我的祕書，是二十年如一日每天很早到公司的人。她每天八點來公司的時候，很多時候就看見我已經坐在辦公室了。因為常常送完小孩上學就直接開車過來。她常常會碎念，**Karen** 你這樣太辛苦，晚上下班煮飯，半夜起來工作，顧孩子再陪住院陪回診。但我沒忘記告訴她，我現在更會陪伴，也享受陪伴。然後很幸運，我的孩子願意選擇我來陪伴。

他還願意，我們陪伴。願意晚上在醫院睡不著的時候跟我說他夢到了小爺爺；願意在離開醫院後的好一陣子，跟我說當時他住院的時候每天在想的內心的秘密是什

小安的成長

觀察小安的成長，是這一路不捨但驕傲的過程。我們可以討論生死，他的、同行夥伴的還有我的；我們可以討論時間觀、生命的價值，什麼是重要的事情什麼不是；我們可以明白，他的疾病目前狀態還有如果以後有什麼如果，我們要怎麼辦。

他可以理解，癌症沒有遠走，只是暫時控制，我們能做的是和張醫師一起，監測、等待，然後面對和處理。

他可以理解，同行夥伴現在的狀態，他們有多少時間，在這些時間下，我們能做什麼，怎麼告別，怎麼告訴他們，他很想他們；他也會告訴我，他現在需要什麼空間來想這些離別的事情。中間有一段時間，戰友哥哥狀態不好的時候，我和五樓媽媽群討論，是不是先不要告訴他。但是我後來覺得，如果不說，他錯過告別的時機，以後他難過或遺憾，就是我的錯。我寧願，用一個他能接受的方式告訴他，讓他決定他想要怎麼樣的告別方式。

他可以理解，為什麼我會跟他討論如果以後我生病，我們要怎麼安排；如果他沒有滿十八歲，我生病怎麼了，我們怎麼確保我想保護他的心意，不論物質還是非物質上的安排都能如常。當然，他先任性地說，你就不能想辦法活到我超過十八歲嗎？

我笑著回他，你什麼時候生病、我什麼時候生病，這能想辦法的嗎？

「也是，」他說，「我知道。但我還是希望你如果真的生病了，想辦法活到我長大。」這段對話，在車上，我邊開車邊跟他討論各種可能性的時候，就好像我們在討論晚餐要吃什麼一樣地如常。我決定要不要再婚，也是和小安在車上商量後，得到他的同意，他和我們一起到戶政事務所，完成簡單的登記。

時間和陪伴對他來說，也是可以溝通的課題。他一切看在眼裡，媽媽這一路怎麼咬著牙，上班醫院兩頭跑，怎麼累也要帶著他。他知道半夜如果醒來媽媽不在病床旁，我都在護理站借一個角落工作，他需要我的時候叫我一聲就好，不用害怕我不在。

療程結束後不用密集地住院，我問過他，你回診檢查住院要爸爸陪嗎？他聳聳肩說：「無所謂。他如果覺得陪我去醫院很重要，他之前就會陪我住院了，以前沒有陪我，現在應該也不覺得要特別請假陪我。」我也省了簡訊問他爸爸，你要不要請假陪他的尷尬了。

過了好一陣子，有天晚上他睡前跑到我們臥室，躺在我和我的新伴侶中間，很平靜地說，當時他在住院的時候都在想什麼。他對他的父親的想法。那些當時憤怒但現在他無視的行為，那些他還在等候父親想明白的，那些他覺得他可以釋懷的了感到曾對父親的期待。

住院期間很多空檔，點滴、換藥，等待的空檔，孩子都在這中間偷偷地成長，偷偷地變成一個他對自己更寬容，但是看外面世界更釋懷的人。

有天我們回診抽血、一個小女孩被爸媽抱著去放集尿袋，可能也是太不舒服，孩子一直哭，或許爸媽也是因為孩子的病痛請了幾天假，內內外外事情交迫，孩子一哭，媽媽就不耐煩地說你不要再哭！不要哭了，不要再哭了！

孩子越哭越慘，越哭越痛。小安剛抽完人工血管的血，要我去跟爸爸媽媽說他們這樣沒有意義。

「媽媽，你去跟他們說，他們這樣罵妹妹是沒有用的，就真的很痛啊，一定會哭啊。一開始會哭，以後還是會哭，生病就是會害怕，就是會哭啊。他們要理解，就是會哭啊，陪她就好了，哭的時候陪她，讓她知道媽媽在就好了，生氣是沒有用的，他們才剛開始檢查，如果生的病和我一樣，後面更可怕，這才剛開始，媽媽要有耐心，不然妹妹不可能不害怕，媽媽你現在去跟她說！」當然當我要往前說的時候，這個卒仔還是拉住我，叫我寫紙條就好了。

有的時候住院檢查，我們在走廊散步的時候，會看到全新臉孔的媽媽們在走廊討論孩子狀況，有的對孩子的副作用很緊張，有的對孩子都可以下課暫時回家休息但忽然發起燒來，又要在醫院待七到十天打滿抗生素不耐，有的也在討論在細胞移植室其他孩子的現況，小安會淡淡地說，媽媽他們應該都還很新叺，你要不要直接走過去問他們有什麼需要你幫忙的？

沒生病之前，小安是個萬事求完美，而且個人主義很重的孩子。

老師要求什麼他會完全照做，足球校隊教練的要求也會努力完成，上學忘記帶東西會急哭讓我送到學校，金牛座，每件事情要按照他的步調完成的孩子。眼中只有自己，世界圍繞著自己打轉。

現在，我們都清楚，他活著就好，健康活著就好，只要活著，其他什麼事情都不是事。

即便老師可能會擔心他缺了那些課的成績，以後如果要考私立國中有問題，或是要申請什麼學校有問題，我們會堅定地跟老師說，我們不在意，活著就好。

即便他的體育成績差強人意，很多時候不能一起參與活動，有的老師擔心他不夠合群、不夠有團隊精神，我們也是繼續堅定地跟老師說，我們不在意，活著就好。

他不再是那個只看得到自己的孩子，他知道為什麼有的時候媽媽會花時間幫其他孩子一起找醫院、找醫師、找資源；他知道有的時候假日我們不會在家打電動，我們會一起去醫院看睡著的戰友哥哥；他不會害怕告別式，他比我們任何一個人都勇敢；他知道為什麼我要去幫忙其他小朋友和他們的爸媽，有時候在病房走廊和其他爸媽說完話後，他還會笑我，你又在做一些鼓勵其他人、精神喊話的事情了。所以我相信，如果未來哪一天碰到任何我們不樂見的事情，他會比我想像準備得更好一點。

前一陣子他才跟我說，「媽媽，你知道嗎？那時候戰友哥哥的告別式我其實很掙扎。因為那個日期我們本來班上也要校外教學，我們四年級以後就分班了，我很想去那個校外教學，但是我也很想去送戰友哥哥。吼！那時候我常常睡不著都在想這個事情，兩個都是跟友情告別很重要的事情。還好後來 COVID-19，所以校外教學取消了。說到底，我要感謝 COVID-19 讓我不用做選擇。」

有天他跟我分享，媽媽你知道我什麼時候開始「宅宅化」的嗎？他得意地說是從他開始住院到回學校的時候。

「我知道以後很多時候我都是要一個人面對這些事情，活著啊，生病這些事情。忽然覺得回學校之後，同齡的孩子都是屁孩，會在乎一些很小的事情，其實很多事情比這些小東西重要多了，我覺得跟他們一起吵這些事情太無聊了，有什麼事情比生死、比健康重要？我很喜歡這樣邊緣，我去住院再來來回回，他們比較不會大驚小怪，也不會問東問西，不會問我會死嗎，也不會問我這次怎麼了。」

他最討厭的是社會課，覺得要背一些以後不會用到的東西很痛苦。有一次拿了一張七十六分的期末考卷回來，我只問他，你有盡力準備嗎？他說，「我有想背，但是我一想到，會這些東西，也不會讓我活得更久，我就不是很有動力。」

但是他會把數學、英文和國語處理好，他知道如果以後他像跟張醫師一樣，當個幫助其他孩子的醫師，他就必須會這些部分。

我還在想，哪一天才要告訴他，等他有機會到考試的時候，他必須知道原來要成為主治醫師，其他科目也要硬背下來才好，那個時候他會有多絕望。

喔，對了，這學期我去參加學校日的時候，看到每個孩子桌上都有一個牌子來介紹他們自己，我依著牌子找到了小安的書桌。

上面寫著：

小安，興趣是動漫、籃球、吃飯和打電動。

生活哲學（我認真的～）活著就好

真心不騙，那時候我在他的書桌前，看著那「活著就好」的四個字。眼淚滴滴答答地流，流不停啊。是啊，活著就好、活著就好，謝謝你我的孩子，你也相信，我們活著就好。

活著，就好。

上帝的安排

小安開始了療程結束後的追蹤，第一年一個月抽一次血，每三個月住院四天三夜做三種影像檢查。第二年每兩個月抽一次血，住院檢查頻率調整為每四個月一次，我們母子維持一個巧妙的節奏進出臺大兒童醫院。

有一次安排回診住院，我本來有個會議一直排不開來，那邊本來最糟的安排是請我後來的先生來幫忙我幾個小時，讓我去開完會後回來醫院換班。為了這個安排，我還幫先生補習，畫了醫院路線圖，要怎麼跟著傳送（醫院裡面帶病人到檢查地點的人員），要怎麼跟護理師應對，不要讓護理師覺得新照顧者怎麼什麼都不懂，造成人家的麻煩。

交代了半天，他也緊張地請好假準備要和小安一起共度醫院時光，我想他最怕的其實不是護理師，是小安覺得他很無聊吧。還好，最後客戶取消了那個會議，我還是可以四天三夜守在醫院，和小安一起打發時間。

下午有個 CT 檢查，母子倆一樣晃到三樓檢查室。我看到 CT 門口後診處有個我感覺有點面熟的臉孔，好像是我的一位客戶，十幾年前有過合作，前一陣子又因為一個小案子碰過一次面。但你知道的，戴著口罩，大家其實長得都一樣。

我忍不住去問了一下，你是不是我認識的那位客戶。媽媽抬起頭，看我的眼神很累，「啊，是你啊。」

孩子怎麼在 CT，我問了。媽媽說，洗澡的時候摸到孩子腹部有腫塊，很快地帶去醫院看了一下，馬上決定要檢查了，醫師懷疑是不好的腫瘤。

妹妹瘦瘦小小的，戴著圓圓可愛的眼鏡，眼睛好大好大。在 CT 前，因為擔心害怕檢查會不會痛，眼睛睜得更大更大。妹妹害怕檢查，因為沒做過，不能一個人在密閉的 CT 檢查室，一直不肯進去，有點耽誤了她自己的排程和後面的排程。如果真的不敢清醒地檢查，會逃不了被麻醉的命運，麻醉藥後醒來的不舒適，真的是能不要經驗就不要經驗。

我看了小安一眼，你上！你去跟妹妹用你們小孩的語言，解釋怎麼檢查，讓妹妹不要害怕。小安勉為其難，跟妹妹說：「你啊，會坐上去，然後躺下來。CT 不會很久，很快很快。比 MRI 和 PET 快（那個這位大哥，人家 CT 就嚇死了你還講其他的，要活活嚇死她嗎？）牆壁上有魚的圖案，但是我是都不會看啦（那個大哥，可以不要講沒有意義的資訊嗎？）你心裡可以唱一首歌，通常不用一首歌，檢查就做完了，完全不會痛啦。」

介紹完，小安還擺出一個很帥的姿勢，堪比一個韓國歐巴，只是穿著兩天沒換的白色睡褲和白色吊嘎，像個言過其實的推銷員。

妹妹好像有一點點被動搖，後來應該成功地完成了檢查。不過，檢查結果確實是個很大的腫瘤，在骨盆腔，輸卵管旁，傍著卵巢。那個 size，聽到會覺得完蛋了，不整個切掉，看起來是不行了。

媽媽也在藥廠工作，更妙的緣分是，好多年前還在兒童癌症病房服務過。媽媽說，她在診斷出來的時候大哭一次後，就沒怎麼哭過了，因為有很多事情要想，來不及。

第二天，開刀房外，去看了朋友一下。拍拍她，給她一點力量。

你知道，第一次送小孩進手術室是很衝擊的。第二次和第三次或者更多次，每一次你在手術室都會有心臟會停一拍的感覺。過程大概是這樣的……

手術室在六樓，手術室很冷。在準備區外，換無塵隔離衣，聽麻醉說明。安撫孩子的緊張和自己的緊張。孩子躺在床上，你和護理師一起推著床陪孩子進手術室，把他從病床上平移到手術檯上。握著他的手等他，等麻醉醫師跟他說，「我們要開始麻醉囉。」跟著麻醉醫師數數，一到十，孩子靜靜地睡著，你一個人走出手術室到外面等待區，走出手術室門的時候，深呼吸，開始禱告各路神明，和很多家長一起安靜地等待。

在門外等候，不知道多久，不知道開出來什麼結果，不知道開完要拿掉多少範圍，不知道手術順不順利，不知道醒過來需不需要進 ICU，出來會不會還插著呼吸器，能不能拔管，拔管順不順利，孩子麻醉後能不能順利地自主呼吸，到底能不能順利地，好好地離開手術室……

不敢離開半步，不敢上廁所，不敢去樓下買提神的咖啡，怕手術室出來叫「小安的家屬在嗎」的時候你沒聽到，什麼風吹草動都很害怕。

然後會有護理師出來叫：「小安的家屬。」

你要快步衝過去，深怕晚了見不到孩子。護理師會領你到恢復室，看著麻醉睡著的孩子在疼痛中醒來。或者，孩子全身插著各種管子直接送八樓加護病房，你還不能馬上看到孩子，加護病房會等孩子清醒，清除各種管子才會喚你進去，或是孩子暫時不能自主呼吸還插著呼吸管，或是孩子身上有幾個洞插著各種引流管，你等待的地方從六樓手術室移到八樓加護病房等待區，還是一樣，一步不敢離開，深怕叫了家屬你來不及，加護病房等待區更冷，每個家屬臉上都是擔心或是掛著不同等級的淚。

這些事情，我進出好多次，每次都是心驚膽跳。而這個朋友，做第一次，眼眶有淚，但是無比強壯。後來看她們出手術室，還好，大幸，是個早期的腫瘤。孩子勇敢地恢復，勇敢地做了幾次的化療療程，也這幾天拿掉 port-A，往復原追蹤的路上走。以後我們走在路上，你還是看到那個瘦瘦的女孩，戴著大大圓圓的眼鏡，但你不會察覺她經歷過什麼，因為有很大的笑容，笑到眼鏡後的眼睛瞇成彩虹一樣的線條。

再一次懂，什麼樣的媽，養出什麼樣的孩子。勇敢的媽，就有勇敢的孩子，後面的復原，我不擔心了。

那天晚上我在病房旁邊禱告小安的檢查順利時，也不住謝謝上帝安排，讓我那天還是在醫院，沒有出去開會再回來，我可以有機會碰到這位朋友，有機會讓她知道，醫院還有朋友可以幫忙，雖然實際上沒幫什麼忙。

謝謝上帝安排，什麼安排，都是最好的安排，也希望自己，繼續這樣，按照上帝的安排，做下去。我們不一定能真的起到什麼實質的幫助，但我會希望，哪一天我也無助地在手術等待室的時候，我的朋友也在。

每個媽媽都是孩子的貴人

二〇二一年一月的某一天，一個朋友給了我電話。摯愛的女兒，可能是最糟的其中一個罕見的癌，罕見到她打電話給我的時候，我還怕我聽錯，震驚地聽她哭訴的同時我開了另外一支手機 google 病名確定我沒聽錯。

朋友說，她一直有在看我的文章，當她發現摯愛可能也有這樣的難關時，她最不想打的電話就是給我，一來打給我，很不公平，我已經承受這麼多自己的苦痛，還要承受別人的苦痛；二來，好像打給我問孩子怎麼辦，也就是給女兒下了天殺的診斷——對，就是孩子得癌症了，沒有誤診的可能，沒有一場誤會的可能了。

但是她哭著說，她沒辦法了，她不知道可以找誰幫忙了。她害怕一開始急著去的醫院是錯誤的決定，她害怕後面轉院選擇是錯誤的決定，她害怕她做的每一個困難的決定害了自己的女兒。

她哭著問，「Karen 你怎麼有辦法撐得過來？我沒辦法我沒辦法，我撐不下去……」

我說：「親愛的，撐不下去啊！怎麼可能撐得下去？這是我們親愛的孩子啊！我們怎麼可能這麼簡單地撐下去？沒有一個人可以啊！」

但是沒辦法啊，我們不咬著牙撐，誰能撐？我們是他媽，我們得撐啊！

接下來，我們一起想辦法，我們能幫她找資源、找好聯絡的醫師和支持部門打好招呼，這些是我和其他媽媽可以一起幫忙的，但是我也跟她說，後面路很辛苦，但你要一個人走下去了。我們都在旁邊隨時等你說需要幫忙，但你是那個要帶著孩子一起走下去的人了。

孩子生病，最愧疚的永遠是媽媽，但是我想跟每個媽媽說，不要愧疚太久，你要這樣想，每個媽媽都是孩子的貴人。

這幾年在癌症病房，小小孩和大小孩一開始有症狀，幾乎都是媽媽先發現。

媽媽幫孩子洗澡，摸到耳朵後面的小腫塊，媽媽帶孩子去耳鼻喉科，才知道是二期的淋巴癌。媽媽發現孩子身上的瘀血，幾天沒退，警覺地帶去急診，竟是血癌。孩子手痛腳痛，媽媽記住了不一樣的頻率和疼痛，儘管繞了一些圈，但還是媽媽發現孩子的痛這次不一樣了，前面幾個醫師怎麼沒看好，再到大醫院才知道是可能的肉瘤、軟組織瘤。孩子躺下，媽媽按摩說故事，才發現一個下腹腔裡的卵巢邊上的瘤。站著，你不可能看出來，躺下來，你不好好摸透孩子身體每一吋，你不會知道藏著一顆瘤。

小安當時也是。

咳嗽一陣子，家裡附近的診所看了一個月沒好，但是白天沒症狀也沒發燒，晚上夜咳。我也是聽著聽著覺得夜咳的深度和嚴重度不一樣了，當機立斷送急診，以為是肺炎，即便懷疑是腫瘤，我也沒有猶豫，像超級特快車一般往下追著醫師的決定跑。

但是每一個心痛的病例後面，最痛最痛的都是媽媽，媽媽心裡都想，我怎麼可以沒再早一點點發現，但是我也想跟每一個媽媽說，不可能再早發現了，不可能了，你已經做得夠好了，當下，沒人可以比你做得再好了。

好，發現了，然後呢？

媽媽會哭泣，媽媽會去求神明，會去禱告，但是辭了工作，或是兩頭燒、扛下照顧重任的也是媽媽。媽媽和孩子每天一起在門診排隊，在住院化療，在急診、在加護病房。媽媽們也是每天和護理師、住院醫師和主治醫師說最多話的人。每個媽媽從完全不知道這什麼病，被逼得可以講出血球多少是正常，孩子的藥平常打多少，這次和上次哪裡有不同，這次化療功課表加了什麼藥減了什麼藥，明天要去做什麼檢查，還要去買些什麼額外的貼布、耗材。張羅三餐，注意無菌也要營養，洗衣服烘乾換床單，量吃了多少、尿了多少，半夜孩子要抽血要安撫，也是跟著護理師夜不成眠。

但是媽媽們，還是最自責的那個人。一直在想這到底什麼病？機轉是什麼？為什麼孩子生病？有什麼特性？接下來怎麼辦？想著想著，就是悲傷得無以復加，不知道如何是好。

我想和媽媽們說，我們可以傷心可以憤怒，但是請強迫我們自己，不要傷心太久，因為孩子的病不會等待我們的傷心，你會發現你是家裡最堅強的那個人，或者是最需要堅強的人。因為在接下來的日子裡，孩子只有你。

不要再去想，為什麼會生這個病了。不用再想，這個病的特性機轉，這是癌症，就是會一直惡性增生，會可惡地亂跑，不是你以為我們了解它就可以控制它的疾病。

眼淚擦乾，抬頭往前，醫師給到我們什麼方案，你跟著做就對了。如果還在療程裡面，用力把孩子餵飽餵胖，給他們力量面對化療的痛苦，把你自己餵飽餵胖，給你自己力量陪孩子走這一路的艱辛。把握各種可以嘗試的治療，做了決定就往前，不畏人言，孩子是你的，我們不吃後悔藥。

如果，我說真的如果，孩子眼前沒有更有效的治療了，必須走到安寧緩和，我們也是把握時間，把握帶孩子看世界的時間，把握記住孩子和讓孩子忘記他生病的時間，不論你決定帶著孩子在家休息，還是最後以醫院為家，不要懷疑，你都給孩子最好的安排，我們不後悔。

因為，我們是媽媽，你只能往前了。

這些是我常跟媽媽們說的話，五樓媽媽群跟我說，我的話不是很好聽下去。一開始聽都很硬，要消化要想通，但是聽完之後我們不後悔，我們是孩子的媽，我們不會後悔。

直到今天，媽媽們一旦很想很想孩子的時候，都會問我，我盡力了對不對？我也會一直回答她，「對，你盡力了」。在那些時候，沒有人能比你做得更好了，沒有人，因為你是他的媽媽。

勇敢的小可

小安生病前是個足球小將，幼稚園中班開始在大安森林公園玩的時候，看到一群小朋友陽光下踢球，他就加入了他們踢球的行列，我們那天開始認識小可的哥哥和爸媽。

踢球是這樣子的，因為每個週末都有小孩練習比賽，很自然地小孩們會每週聚在一起，比賽前後或週末大人們也會練習踢球，這些孩子就會聚集在其中一個孩子家，在孩子們離開幼稚園到各個不同的小學前，他們也是這樣聚了幾年，足球媽媽們就趁這個時候相聚。我也在每週上海回臺灣的空檔，加入了這群足球媽媽的行列。當時小可也剛出生，一群哥哥中，就只有小可還有另外一組可愛的女孩殷殷和小律，幾個女孩是男孩群中的珍珠和寶貝。

隨著我的婚姻告一段落，我忙著重新建構自己和孩子的新生活。小安的足球生活也因為轉移到學校的校隊，和這群孩子漸漸沒了聯絡，偶爾球場上遇到，大家互為對手。後來小安病了，我知道他們遠遠關心但也都不敢多問我什麼，大夥也沒機會見面。

再接到小可媽媽的電話那天，我正在信義區客戶辦公室樓下開會，當時滿腦子都是那個很難的報告要怎麼解讀，本來一度想開完會再回撥，後來還是很快接起電話，想說這麼久沒聯絡應該有什麼急事。但後來接到電話後，我現在回想也不太確定，那天報告我有沒有分心，因為腦子一片空白了。

脊索瘤（Chordoma），是小可當時緊急送臺北慈濟醫院懷疑的診斷。

小可媽媽說，幾週前，小可走路不太穩容易跌倒，一開始以為小女孩愛玩走路沒專心，後來越來越奇怪，帶孩子去看醫師，醫師警覺性高，排了個急診 MRI，在爸媽還來不及反應的時候，馬上說要緊急開刀，因為 MRI 上看到影像，腫瘤壓迫在孩子的頸椎上，不緊急開刀減壓，孩子長在脖子正後方的脊索瘤，可能會大到壓迫神經，孩子四肢就有癱瘓的可能。前一刻，小可還是可以踢足球的小女孩，後一刻，可能就再也站不起來了。

急刀開完後，臺北慈濟的神經外科醫師告訴爸媽，等孩子出加護病房後，會需要轉院，孩子後續需要更專注在兒童脊索瘤的醫師。但是千頭萬緒，身邊沒有醫療知識的朋友，媽媽才決定打電話給我。

今天之前，我沒有聽過這個病，我查一下脊索瘤，跑出一段很艱澀的文字——

脊索瘤是一種罕見的原發性惡性腫瘤，位於脊椎椎體和椎間盤內，罕見累及骶前軟組織，大多數脊索瘤起源於椎骨附近骨內脊索殘留物而不是椎間盤。主要好發於五十至六十歲的中老年，亦發生於其他年齡。兩性均可累及，發病率無差異。其生長緩慢，在出現症狀前，往往已患病五年以上。50% 在骶尾部，35% 位於蝶枕部，其他依次為頸、胸、腰椎部。骶尾部腫瘤，常見於四十至七十歲年齡組。而蝶枕部腫瘤則常見於兒童。前者由於溶骨可見骶骨有破壞，罕見有成骨現象。如果腫瘤侵犯脊柱，通常可出現脊髓壓迫症，直接浸潤，累及腹膜後組織。腫瘤足夠大時可以造成腸腔狹窄，或侵犯膀胱。肛查可在直腸外摸到腫塊，蝶枕部脊索瘤也可侵及鼻咽部等，影響各個顱神經。

好，很好，查完只確定，真是他媽的難，對不起，讓我罵一下，太難。我一路滑著Google，沒太多什麼成功病友分享的感人故事，沒太多哪一個醫院又有最新治療的新聞，沒太多新藥問世。我再查醫療文獻原文搜索，我查了PubMed（美國國家醫學圖書館期刊文獻檢索系統），我沒看到太多孩子在這個領域的新發展，零星的病例報告（case report），也就代表現在沒有有效的藥物治療，或者我們看得到的未來沒有新的藥物問世。

沒有藥！沒有藥！沒有藥！這個腫瘤沒有辦法用藥。

小可只有六歲啊，老天，我苦笑，六歲啊。小可牙牙學語我還念過「佩佩豬」的故事給她聽，曾經我也想過，如果生女兒，我想要一個像小可一樣的女孩。

脊索瘤沒有有效的藥物治療，只能靠輻射治療或是先進的質子治療，壓制腫瘤。但是腫瘤長在脊索中，這是骨源性的，什麼叫骨源性？就是會一直從骨髓長出來，停不下來。這什麼鬼東西，怎麼可以是六歲的女孩？

媽媽電話給我的時候，雖然一直哭，但我知道只有媽媽可以陪孩子這段路。我在離開客戶辦公室的計程車上，聯絡了小安的主治醫師，拿到了轉診臺大的轉診護理師的聯絡方式。讓小可媽媽聯絡上臺大，安排轉診。到了臺大，神經外科醫師安排了手術，一連兩場。

同時我也商請臺大兒童友善醫療團隊的專業護理師能夠和小可媽媽聊一聊，我真心希望不要有用到安寧照護治療的一天，但孩子的病來得太快太急，我怕媽媽來不及應對、來不及準備。小安的主治醫師後來也來到病房，給小可媽媽說明接下來可能可以用基因檢測，看看有什麼可能的藥物治療可以試試看。

這麼多人的幫助，目的只有一個，不能什麼方法都沒試，就讓孩子沒了。什麼都可以，至少要讓爸媽為孩子闖闖看。

小可手術前，我趁小安回診前到病房看小可和她的媽媽，我拿了一個小牛的玩偶，小牛還請朋友拿去行天宮拜拜過，過香火跟神明請託過。我到十三樓病房後，看到走廊遠遠的地方，媽媽推著輪椅上的小可過來，那個時候我不敢呼吸，我不敢想像孩子狀態會有多糟。

媽媽見我，眼淚潰堤，媽媽好怕，她一直擔心之前的所有醫療處置會不會有錯誤、沒第一時間帶孩子來臺大會不會對孩子後面不好、決定開急刀是不是錯誤的決定？我跟媽媽說，這麼急，你已經做了你能做得最好的，沒人能做得比你正確的決定了。

說完，我拿出一隻可愛的小牛給小可，那是過年可愛的擺飾。小可眼睛露出光芒，但是小小的手沒力氣抓住小牛，但是她可以很有力氣地跟我說：「我有吃飯，我很乖，我會加油。」小可邊說，媽媽哭得更傷心。

幾次手術，小可安然地度過，手術後有肺炎，小可也撐過來，小可在加護病房不哭不鬧，她真的像她講的，她很乖，她有加油。

小安這次回診住院的第一天，小可剛好要出院。小可媽媽說，她都有跟小可說小安哥哥的故事，希望小可跟小安一樣勇敢，一樣度過這些挑戰。媽媽說，小可每天都在小安哥哥小安哥哥的說，小安哥哥變成她的偶像。

小可很興奮地知道可以看到偶像哥哥，爸媽推著行李，牽著小可過來我們五樓的病房。遠遠走來的小可沒有坐在輪椅上，但是頭上架了一個很大的固定架，手術後需要固定手術的部位，讓脊椎恢復，不能有任何錯位的風險。小可的額頭上有四根鋼釘，打到額頭骨上，後腦也有四根相應的鋼釘才能固定。我聽到後，心都碎了，但是小可還是可愛地笑著。

我蹲下來跟小可說，你還好嗎寶貝，有沒有乖乖吃飯？會不會痛？要趕快好喔！小可說，「有，我有吃很多飯！」

小安哥哥看著小可，說不出話來，只能傻笑，因為小安聽我說過小可的情況有多嚴峻，小安緊張地也說不出話，我看得出來小安害怕，因為當我跟他說小可生病的時候，他滿嘴食物地說，找張醫師啊！我說，沒有藥，那個病沒有藥。

他那口食物就這樣停在嘴邊，他應該沒想過，會有一種癌症，沒有藥物可以治療。

從病房送他們到電梯的時候，小可忽然大聲地問我，小安哥哥的壞蟲蟲是什麼？媽媽看了我一眼，說我們也跟她說是壞蟲蟲。小可元氣十足大聲地說我是脊索瘤，在這邊（手指脖子後），我說，小安哥哥的壞蟲蟲是瀰漫性大B細胞淋巴瘤，長在這邊（我拍拍自己的左胸），小安哥哥的蟲蟲已經抓出來了，小可的也可以喔！

我好想抱抱她，但是我忍住了，因為我好怕會撞到她頭上固定的鋼架。

回家後，媽媽傳給我一張小可躺在床上、旁邊都是娃娃的照片。頂著那個固定架，開心地比了一個「耶」的手勢給小安哥哥。

媽媽說，總共有八根鋼釘，四根在額頭、四根在後面，像個超級萬磁王的頭盔鋼架，要固定住頸椎，一旦沒固定好，手術的成果毀於一旦是小事，孩子神經壓迫一癱就是大事。那八個額頭上的固定用的鋼釘，每天都還要轉一轉，怕它們沾黏或是卡住。天啊，轉一轉，護理師都說，小可勇敢，大一點的哥哥姐姐每次轉這個釘子，沒一個不哭天喊地，只有小可，一次都沒有哭。

勇敢這個形容詞，小可值得擁有。

勇敢的不只小可，還有小可的媽媽。媽媽跟我道謝，幫她找了這麼多資源和幫忙。我說，我能幫的只有到這裡。接下來只有你可以和孩子走下去。接下來要再去長庚醫院，尋求質子治療的可能。前兩天媽媽說，兩三個月照一次 MRI，癌細胞長出來我們就殺，再長我們再殺，再長我們就再殺。

有路，就繼續走。孩子可以過手術這一關，就還能往前走。能走多久我們都不知道，但是只要門還沒關上，我們就往前走。

寫文章前，問了小可媽媽能不能記錄孩子的勇敢，媽媽欣然同意。但是我也跟媽媽說，我一直相信，只要知道的人夠多，幫小可禱告的人夠多，孩子就會有希望，我是這樣請大家幫忙，幫小安禱告求神的。有一次我碰到一個客戶，她現在和家人都遠在歐洲，她說她的母親也有在看我的文章，還想讓她來問我孩子姓名生日，想幫孩子去廟裡點一盞光明燈。我想，就是這樣的，知道小可的人越多，我們就越有希望。

我們一起讓各路神明，知道小可很勇敢，請多給我們時間，讓我們有機會往前走。

只要門沒關上，還有路，你就帶勇敢的小可往前走。

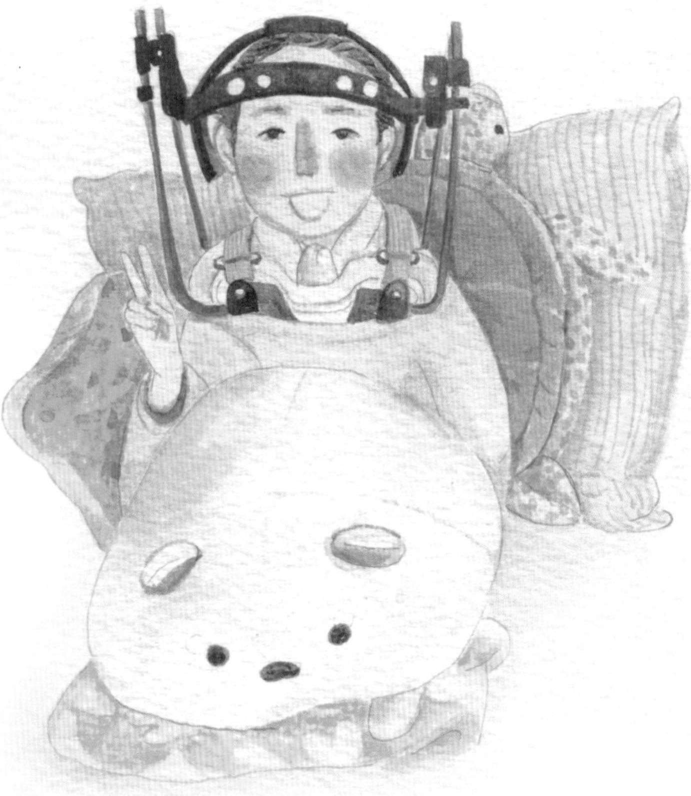

醫療不只是一條直直的道路

癌症之所以困難，就因為是癌症。這不只是孩子的課題，也是我們的課題，我們自己，我們的長輩、摯愛。

惡性腫瘤（癌症）的英文 cancer，字源於古希臘文的螃蟹（cancer/carcinoma），橫行、無法治癒。即使科學再怎麼發達，醫療再怎麼進步，我想今天不會有任何一位醫師可以或願意和惡性腫瘤的病人和家屬打包票地說，我們一定會治好，「一定」這個詞，不會在癌症身上。

癌症之所以難，另一方面也在於資訊的困難。這不是正常人生活會碰到的問題，不是一般我們搜尋到就能馬上看懂的疾病。正確的知識很多，但新藥、新希望什麼的，很多都還是英文的內容。

千萬不要以為，醫師太忙了所以不跟你說我們一定會治好，因為惡性腫瘤看的本來就是控制和存活機率。我相信醫師們有他們不同的體貼，用他們不同的方式和病人和家屬溝通。最直接的溝通，絕對不是跟我們說這病怎麼來的，而是說我們接下來怎麼辦。往前看，不要互相責怪，不要自責，不要想要問神明怎麼這樣，我們往前看該怎麼治療。

如果醫師沒有辦法馬上跟我們說方案，你也不要以為醫師太忙了。不是每個癌症、每個類型，都有一個固定的方案（protocol），很多情況下醫師需要在很短的時間內做功課，找尋各種資源，和各方藥廠、臨床工作的人諮商，給我們各種可能性和他們覺得目前比較理想的做法。

不論應用成熟的藥、新藥還是臨床試驗，都是機會也都是各種確定和不確定之間的平衡，一旦我們和醫師一起做了決定，只能信任，大家牽手往前走，就不要後悔，在宣告療程有沒有效果或反應之前，我們就當隻快樂的鴕鳥，配合醫師的方案和步調，把療程做下去。

請信任我們的醫師，沒有人會不希望孩子或我們的親人好。你可以google，你可以上臉書社團問人怎麼辦，但也請還是相信你的醫師，他每天看著我們的孩子和親人，知道他們的每個疼痛。Google和其他各種社團，他們沒看過我們的孩子，他們可以給你信息，但不一定是正確的知識。不要害怕問你的醫師，也許他們這個時候給不了你回應，但他們會找時間和方法回答你心裡最害怕的問題。

但是醫療真的不是只有一條筆直的道路，這條路的盡頭不是只有生死。

有時候，孩子或親友摯愛就是沒辦法控制下來，在疾病惡化快速蔓延的時候，有另外一條路是給孩子和我們一個緩和的醫療，一個照顧孩子和親友摯愛也支撐爸媽兒女活下來的系統。安寧緩和友善醫療並不是宣告病了的人活不下來了，而是提醒我們滴答滴答時間在走，在這最後我們還能為孩子做些什麼的好夥伴。

我見過安寧緩和的護理師，在孩子的告別式含著淚念完主治醫師和五樓護理師們的祝福，也見過他們協助孩子很多心願和爸媽很多心願，最重要的是知道哪個爸媽真的需要幫助，聯繫各種可能的社會和基金會資源，不至於讓爸媽帶著孩子的病沒有足夠的金錢得到醫治的遺憾。

我常常在想，他們哪裡來的力量，當孩子要到另外一個世界時的引路天使。我送過幾個孩子遠行就已經如此害怕，他們怎麼能每次都用一樣強大的勇氣替每個孩子，送這一段路。

我見過我的主治醫師，不只一次在我們回診和住院的時候，問我戰友哥哥媽媽好不好？沒有帶回戰友哥哥，我想是他心裡的痛，但是也是讓所有癌症的醫師面對這麼可怕未知的疾病的時候，更堅定、更想要把下一個孩子帶回來的力量。

臺大已經是個兒童安寧緩和友善醫療比較成熟的醫院，其他的醫院呢？其他的孩子有沒有機會擁有這個資源，在玩遊戲、畫畫或是音樂裡面，對死亡不害怕？

在幫忙小可媽媽的路上，有機會和一位在兒童醫院負責安寧緩和友善醫療的醫師在臉書講上幾句話，他說，不是只看活著就好，而是怎麼活，怎麼把握時間好好地活。

時至今日，我還想不到什麼可以實際給予這個系統支持的辦法，但我能做的是一個小種子，還是和小安在我們的醫院生活中，繼續愛我們的五樓媽媽們和孩子，用我的網絡、我的知識、我的雞婆和厚臉皮，繼續幫來找我們幫忙的孩子和爸媽，找更多人一起來幫忙。

這幾年，不只送這些孩子，不知怎麼了，去告別式致意的機會變得更多了。我並不是一個會忌諱這些的人，很多時候我的想法，只是希望這個朋友、老師、同事，在送他們親人離開的這一天，知道我們都在。即便昨天今天幫不上忙，但明天甚至大後天，他需要我們的每一個時刻，他會記得，我們一起送過一程，在這個不是單一結果的旅途上，還在的人需要更多的力量。

我想我們會一直這樣做下去，請你們，也要繼續勇敢。更要在還活著的時候，當下，擁抱你愛的人。

活著的人要好好活著

孩子離開最痛的不是離開的那個 moment，不是和孩子告別的那個 moment，不是送孩子到山上安穩地睡著的那個 moment，是後面的每一天。

一樣的房間，再也不敢到醫院附近，聽到救護車會心驚，其他的孩子發燒肚子痛長疹子喉嚨痛，都會嚇到想要馬上帶去臺大腫瘤科，而不會覺得附近的診所就可以處理。想要有新的生命來家裡又更擔心孩子會不會生病，你為新生命做了所有的基因檢查，又害怕你會不會分不夠的愛給新的孩子。

是每一天想念孩子的時候，走著走著你想到，你就心痛到想要死掉的。

如果運氣好（運氣要真的很好……），你同行的夥伴或隊友和你一起在這個思念裡面，你們一起哭或一起看著孩子照片笑然後再哭出來。他知道你哪家餐廳不能再去，哪裡不能再去玩，因為都有孩子的笑容和影子。他知道因為他也在這個無盡的思念裡面。

但如果運氣不是那麼好，周遭的人們會希望你忘記、你不要再提，好像這孩子這一輩子從來沒出現在世界上一樣，好像當時孩子生病就是你的錯。當時不敢說，但現在他們的想法會出現在每次看你的眼神裡面，好像當時孩子最後的那一段每件事情你都做得不夠好，當時不能說因為沒人知道，但是現在好像每個人都是預言家，都說當初早就想跟你說只是怕你聽不進去。死亡是個禁忌，絕口不能提起你們的想念。

或者更甚，你不能再笑，你不能再開心，你不能再為自己和其他的孩子多活一點，他們會說，你怎麼不更難過，你怎麼可以忘記，你怎麼能笑，你怎麼還能再愛？

孩子不在已經夠難，沒想到活著更難。

我們做了多少，我們心裡知道。喔，不，嚴格來講不能這樣說，因為當媽的我們永遠不會去算，我們做了多少，就做啊，怎麼可以這樣說做了多了或做了少了。

我們愛不愛，我們心裡知道，怎麼可能不愛，怎麼可能忘？但，你不用展示，不用去證明，每個會這樣問你的人都愛你的孩子，但，你不需要去證明。

你們值得再活好，每個活著的人，要活好孩子最後留在我們懷抱裡的重量，你可以決定你要把孩子怎麼放在你的心裡、你的家裡，你可以決定接下來要不要再迎來新的生命，你可以改變你的生活方式，不一定要每天思念，但是沒有人可以說你們做得對或不對。

小安生病這幾年，我也想過我就只能守著孩子，不論這路走到哪裡，這就是我和孩子、孩子和我的功課了。全心全意在孩子身上注意他的每個呼吸已經用盡我所有的力氣，孩子生病已經夠慘了，我們已經夠慘了，我怎麼還可以分心再愛？我怎麼還可以笑？但我真的有天覺得，為什麼不能？為什麼我們不能把自己照顧得更好？為什麼我們只能一直哭或一直怨？我們能不能多一些勇氣？我們能不能多一些幫助？多一雙手幫我撐住我的後背，讓我更有力氣牽著我的孩子往前走下去？

請你們都好好活，好好活下去，務必好好活下去。我不能說，明天一定更好這種話，我不知道（我們孩子都生病了，實在想不通老天想做什麼安排，更何況明天好不好，是晴天是雨天？），但我知道，我們都值得更幸福，因為已經夠難，請你為自己、為還在的孩子還有遠行的孩子，幸福，並且好好活著。

倖存者 Survivor

在回診住院檢查的這兩年，偶爾會有同住病房的病友家長或阿嬤會直接地問我，沒惡意地問，他怎麼好了，為什麼其他孩子沒有？我都會跟他們說，小安沒有好，我們要一直檢查，等癌症回來還是運氣好一點不回來，每天提心吊膽。去遠行的孩子不用再擔心，沒有病痛了，也是一種輕鬆。阿嬤有的時候好像有聽懂又好像沒有聽懂。

對，倖存者 survivor，這是我們療程後到今天的心情。

《紐約新醫革命》（New Amsterdam）是我最近看的影集，第二季最後有一段，腫瘤科主任接下募款的任務，邀請了四位打敗癌症（fight cancer）的青少年在募款餐會演講分享他們打敗癌症的心得，本來的目的也是讓募款成功，讓幫助他們一起打敗癌症的新阿姆斯特丹醫院得到更多資源挹注。

在青少年準備講稿的時候，腫瘤科主任無意中發現本來已經打敗癌症的一個大女孩走路一跛一跛，她和電視前的我都知道，癌症回來了。

檢查後，軟組織肉瘤（Soft Tissue Sarcoma）在原本的患部又復發，這次更惡性（aggressive）、更具侵犯性。大女孩說，我輸了！我沒有打敗癌症，它回來了。是它打敗我了。

其他三個孩子上臺前，腫瘤科主任讓他們撕掉原本希望洋溢的打敗癌症宣言，讓他們說說打從心底的想法。

一個男孩說，我很害怕（scared），即使我知道我的癌症得到緩解（remission），但是我總是擔心它會捲土重來（coming back），無時無刻，我都在害怕。

一個女孩說，我怕別人覺得我不知感恩（ungrateful），好像我戰勝了這麼可怕的病，似乎絕對不該為其他事情傷心，或抱怨任何事。

我看著他們，好像看著幾年後再大一點的小安，應該也是會這樣害怕和擔心被說不知感恩而不敢表達自我的喜怒哀樂。

那集最後，醫院的醫療主任邊錄影邊走路說，他在六個月前得到了鱗狀上皮細胞肺癌，是醫院的人和摯愛的家人幫助他一起完成治療，存活下來，所以他是倖存者（survivor），但是充滿感激（gratitude）。

Scared、being grateful 和 gratitude，真真切切反映了我和小安的心情。不是每個孩子都有機會暫時倖存，有機會在這邊說出我們的感謝。但是既然我們還在這裡，應該就有一點用意。

孩子剛生病的時候，我不住地想，還能做什麼，還能為孩子做些什麼。後來當我們有更多機會，以行動或是心意，幫上其他孩子一點忙，或甚至幫其他大人一點忙，我開始明白，之所以是小安、之所以是我，應該有一些安排——我們夠強壯，夠有餘力，夠有知識可以把很難的醫學話翻譯成其他爸媽聽得懂的話，夠雞婆，或夠熱心。

我的工作有一個很大的部分是訪問醫師、病人和他們的家屬。很多時候是我的研究員團隊訪問，我負責看報告，給客戶進一步的策略和方向。孩子生病前，這些對我來說就是工作，是我做得很棒的工作，我有很棒的訪問技巧，我很能跟病患和家屬聊天，在他們的分享中，我可以分析接下來藥物研發或是行銷的廠商可以有那些支援和策略，讓他們更好。

孩子生病後，有一天我收到了兒童癌症基金會固定的郵件和會訊，邀請家長參加一個新治療的講座，我看了一下，那個新治療臺灣目前還沒有成熟商品化的藥物，而且是小安的癌症接下來如果真的捲土重來的話，我們除了幹細胞移植之外的一個希望。那個週六下午，我坐在兒童癌症基金會小小的辦公室聽了兩個小時的醫師講座，聽每一位在場的家長介紹他們自己和孩子、他們的害怕和今天來這裡的期待。

我驚覺，這不就是我每次開病患和家屬座談會時的場景，而我今天坐在下面，我是他們的一員，我一樣害怕、一樣對今天的主題有期待，我期待它接下來可以救我孩子一命。

之後，我看待每一個研究、每一個和病患訪問的機會、每一次和家屬座談會的機會都不一樣，我更能懂病人的語言、目前醫療資源和新治療、新方案之間的差距，新藥高昂的費用造成醫療可近性的遙遠，每次訪問完送走一個受訪的病患或家屬，我衷心祝願他們身體健康，務必保重。

我更明白醫師們在看一個新藥，真的不是新藥就好、就可以無限推薦，看的是他們的信心、帶給病人的勝算，他們要怎麼更有底氣地跟仰望他們的家屬說，「來，這個新藥，我們試試看」。或者，「我們選這個藥，試試看」。

要圓滿這一切，需要很多不同面向的支持、教育和溝通，也許今天像我們一樣的倖存者，能夠找到適合的位子，幫上一點點小忙。

是，我們是倖存著，但是充滿感激，也希望其他的孩子有機會得到資源和幫助，他們的照顧者能夠得到勇氣，也能成為倖存者。

後記：旅程未完，但我們裝滿勇氣

我們不說無畏，至少，我們準備著。

勇氣要怎麼來？我不知道。很多人遇到我都會說，你好有勇氣。但其實從離婚開始，時不時，會有很多和自己對話的機會，不同的挑戰和困難一直一直來，離婚後住哪裡？為什麼婚姻不 work？小孩怎麼辦？工作怎麼兼顧？面子呢？怎麼跟媽媽說？然後以為自己處理好了之後，孩子病了，一個人照顧，怎麼辦？還會不會有生活中另一個同行的伴侶？怎麼辦？其實想想，不是有勇氣，是來不及、沒有時間害怕。

你和你，生活中的種種，一定都不容易。但我們，可以走過來的，這不用什麼偉大的勇氣，只要你相信，我們好歹是好人，上帝神明什麼的會給我們考驗，但應該不會考驗太久（吧？），做我們相信的，會走過來的，儘管不能保證完美結局，但是會走完。走完這段，還有下段（走不完）。

分享這些故事，分享自己和自己的對話，分享周邊朋友親人的愛和支持，是這本書的起源。

編輯貝莉是我二十多年的朋友，我們小時候講的是風花雪月，大了講一些工作的事和垃圾話，但她是我第一個在加護病房的晚上，唯一打電話的朋友。因為我知道大半夜只有她還醒著，她可以聽我說我在加護病房外等候的害怕。

貝莉說，你應該寫出來，因為可以給需要的人勇氣。

那個勇氣並不是只是因為你有醫藥的背景，你可以和醫師對話，那個勇氣包括原來再怎麼看起來強壯的人，你在婚姻中有難關，你在獨力照顧孩子的一路上有難關，你在工作上有難關，但你沒有放棄，你有很多方式撐起來，你自省，你和自己對話，你找資源，你找幫助，最重要你沒有放棄工作，你沒有放棄繼續愛人，愛身邊的人、愛其他的孩子，然後你沒有放棄愛你自己。

這些，很難。也許這段經歷，可以給很多朋友一些勇氣，不一定可以鼓勵，但一定有勇氣。

寫這本書的這一年，我常常不太確定，小安的這一路是帶給你們希望還是給你們悲傷。後來我發現，文章底下的留言更多是看見勇氣、看見力量。

網路專欄結束後，有一次我們住院檢查，有其他媽媽發現我就是小安的媽媽，跟我說謝謝這些文字，讓她一路撐過來，希望我們繼續分享，讓其他的病人媽媽有力量。也有媽媽說，是這些文字，讓她們覺得還有希望，她們不是一個人奮戰，她們活得下去，她們給孩子小安哥哥或弟弟的例子，他們也想一起活下去。

特別謝謝一路上的你們，我們一起，前方路肯定未完，但我們有滿滿勇氣往前，害怕或疲累，只要一個擁抱一個眼神，我們都還能往前。不要放棄，不要忘記愛我們自己。

這本書獻給你們，而每一本的版稅，我也會捐給兒童癌症基金會和瑞信兒童醫療基金會，一起把力量，傳遞下去。

Life 003

當他生病的那一天

作　者：Karen22
繪　者：Dinner
裝幀設計：Di Di
校　稿：李映青、林芝
媒體執行：杜佳玲、杜佳蕙
總 編 輯：賀郁文

出版發行：重版文化整合事業股份有限公司
地　址：臺北市大安區忠孝東路四段 59 號 12 樓之 6
電　話：(02) 2651-5293
臉書專頁：https://www.facebook.com/readdpublishing
連絡信箱：service@readdpublishing.com

總 經 銷：聯合發行股份有限公司
地　址：新北市新店區寶橋路 235 巷 6 弄 6 號 2 樓
電　話：(02)2917-8022　傳　真：(02)2915-6275

法律顧問：李柏洋
印　製：凱林印刷股份有限公司
裝　訂：智盛裝訂股份有限公司

一版 4 刷：2023 年 01 月
定　價：新臺幣 420 元

「本著作為保護當事人之隱私，故將其真實姓名變更，
惟不影響故事內容之真實性」

國家圖書館出版品預行編目 (CIP) 資料
當他生病的那一天 /Karen22 作 . -- 一版 . -- 臺北市 : 重版文化整合事業股份有限公司 , 2021.05
面 ;　公分 . -- (Life ; 3)
ISBN 978-986-98793-7-8(平裝)　1. 癌症 2. 病人 3. 通俗作品
417.8　110007825